プロフェッショナル腰痛診療

編著
山下敏彦　札幌医科大学医学部整形外科教授
西良浩一　徳島大学大学院医歯薬学研究部運動機能外科学教授
金岡恒治　早稲田大学スポーツ科学学術院教授

中外医学社

■執筆者（執筆順）

山下 敏彦	札幌医科大学医学部整形外科教授
西良 浩一	徳島大学大学院医歯薬学研究部運動機能外科学教授
金岡 恒治	早稲田大学スポーツ科学学術院教授
酒井 紀典	徳島大学大学院医歯薬学研究部運動機能外科学准教授
大久保 雄	埼玉医科大学保健医療学部理学療法学科講師
村上 孝徳	札幌医科大学医学部リハビリテーション医学講座講師
手束 文威	徳島大学大学院医歯薬学研究部運動機能外科学助教
成田 崇矢	健康科学大学理学療法学科教授
半谷 美夏	国立スポーツ科学センタースポーツメディカルセンター副主任研究員

序

　本書『プロフェッショナル腰痛診療』は，文字通り，腰痛診療のプロフェッショナルのための，そしてプロフェッショナルを志す人のための本です．

　ところで，「プロフェッショナル」とは何でしょうか？　NHKのテレビ番組『プロフェッショナル　仕事の流儀』で，ノーベル医学賞受賞者の山中伸弥教授は，「プロフェショナルとは何か？」という問いに，「自分が何も分かっていないということを分かっていること，そして，それを乗り越えられるように，ずっと努力ができること」だと答えています．

　すなわち，プロフェショナルとは，謙虚で冷静な自己分析ができ，自己を高めるためのたゆまぬ勉強，努力，研鑽を続けることのできる人ということだと思います．本書は，そんな真摯かつ前向きに腰痛の治療や病態解明に取り組む，意欲あふれる医療者・研究者をサポートするための本です．

　近年，腰痛治療に関連して，新たな薬剤の登場，運動療法の進歩，手術療法の低侵襲化など，様々な変革が生じています．また，腰痛を含む慢性痛の概念や治療方針に関する考え方にも大きな変化が生まれています．その一方で，腰痛の病態や慢性化のメカニズムについては，依然として未解明の部分も多く残されています．

　本書では，このようなバックグラウンドを意識しつつ，腰痛診療のプロフェッショナルとして身に着けておくべき知識・ノウハウや，腰痛診療にかかわる最近の動向や考え方を，わかりやすく解説しています．各項目の冒頭には「KEY NOTE」として，重要なポイントを迅速かつ的確に把握できるよう提示しました．

　本書の内容は，従来の成書や教科書の記載内容にこだわらず，各執筆者が自らの臨床活動で得た知見や経験，そして自らが行った臨床研究・基礎研究のデータに基づいたものが中心となっています．そのため，やや独自の考え方・私見が反映されている部分もあろうかと思いますが，生きた臨床や研究に根ざした各執筆者の熱意と努力の結実がそこに表れています．

　本書が，腰痛診療の「プロフェッショナル」として活躍している医師・メディカルスタッフの方々の知識のブラッシュアップや日常診療の円滑化に寄与でき，そして腰痛に興味のある研修医や学生の皆さんが近い将来に「プロフェッショナル」となることを応援する力となることができれば，編者・執筆者にとってこれほど嬉しいことはありません．

2018年10月

編者　山下敏彦
　　　西良浩一
　　　金岡恒治

目次

⚡ I プロフェッショナルのための腰痛基礎知識

1. 現代腰痛事情 ……………………………………………〈山下敏彦〉 1
   1. 腰痛の疫学　1
   2. 腰痛の社会的影響　3
   3. アスリートの腰痛　4
   4. 腰痛の原因　6

2. 腰痛に関する生理学・解剖学 ……………………………〈山下敏彦〉 9
   腰痛の発生・伝達の生理学　9
   1. 腰椎組織の侵害受容器　9
   2. 腰痛の伝達と制御　11
   腰痛発生源の解剖・生理学　12
   1. 筋肉・筋膜　12
   2. 椎間関節　14
   3. 椎間板　15
   4. 仙腸関節　17

3. 腰痛診療のストラテジー—最近の考え方 ………………〈山下敏彦〉 20
   1. 腰痛症例の初期診断　20
   2. 腰痛の治療方針の策定　22
   3. 慢性腰痛症例への対応　22
   4. 治療のゴール設定　23

⚡ II 腰痛の発生源を見極める

1. 腰痛患者の初期対応—問診・身体診察の手順 ………〈西良浩一〉 25
   1. 問診　25
   2. 身体診察　28

2. 腰痛診療のトリアージ 〈西良浩一〉 32
1. Red flags　32
2. 下肢症状　33
3. 深刻な原因のない腰痛（従来の非特異的腰痛）　34

3. 若年者（アスリートを含む）の腰痛の原因究明 〈金岡恒治〉 36
1. 若年者（アスリート）の腰痛の特徴　36
2. 腰痛の発生メカニズム　37
3. 腰部障害と他の運動器障害との関連性　45

4. 中高年の腰痛の原因究明 〈西良浩一〉 48
1. 問診から画像診断　48
2. 下肢症状の診断　49
3. 腰痛の診断　51

III 腰痛をどう治す？

1. 患者への説明と指導（ムンテラ） 〈酒井紀典〉 53
1. 患者への説明　53
2. 患者への指導　54

2. 薬物療法の方針と実際 〈酒井紀典〉 57
1. 腰痛に対する薬物療法の基礎知識　57
2. 腰痛に対する第一選択薬について　58
3. 腰痛に対する第二選択薬について　59

3. 理学療法の方針と実際—運動療法，物理療法 〈大久保 雄〉 64
1. 腰痛治療のエビデンス　64
2. 腰痛の病態分け　66
3. 病態に応じた腰痛の運動療法　72
4. 腰痛に対する物理療法　77

4. 装具療法の方針と実際 〈酒井紀典〉 80
1. 腰痛に対する装具療法の効果 80
2. 腰痛に対する装具の種目 81
3. 腰痛に対する装具療法の実際 82
4. 著者らの装具療法の選択 83
5. 腰痛は装具で予防可能か？ 85

5. 他診療科・メディカルスタッフとの連携（集学的治療）
〈村上孝徳〉 87
1. 病態把握 87
2. Red flag＋α 88
3. 「痛い」に対し包括的意義付けを 89
4. 病態に応じた治療 90
5. 集学的治療の意義 91
6. 集学的治療形態 92
7. 集学的治療にかかわるスタッフ 93
8. 治療はオーダーメード 95
9. 集学的治療の有効性 98
10. 集学的治療の問題点 98

6. 心理・社会的要因の評価と対応 〈村上孝徳〉 100
1. 痛みに対する評価 100
2. 患者に話させよう 101
3. Hospital Anxiety and Depression Scale（HADS） 101
4. Pain Disability Assessment Scale（PDAS） 102
5. Pain Catastrophizing Scale（PCS） 103
6. Brief Scale Psychiatric Problem in Orthopaedic Patients（BS-POP） 104
7. Athens Insomnia Scale（AIS） 105
8. General Self-Efficacy Scale（GSES） 106
9. Narrative-based Medicine（NBM） 107
10. 心理・社会的評価の意義 108

IV 腰痛を起こさないために（腰痛予防のストラテジー）

1. 日常生活指導 〈手束文威〉 110
1. 腰痛の発生因子 110
2. 腰痛発症の危険因子 111
3. 日常生活指導のポイント 112

2. 腰痛予防のための運動療法 〈成田崇矢〉 114
1. 腰痛の発生因子 114
2. 機能面からの椎間板変性，椎間板性腰痛予防 115
3. 伸展型腰痛，椎間関節性腰痛の予防 121
4. 腰痛予防の基本としての腹筋運動 123

3. 腰痛予防のための環境整備 〈村上孝徳〉 125
1. 腰痛を構成する要素 125
2. 腰痛と加齢的変化 126
3. 腰痛とストレス 127
4. 腰痛と運動療法 129
5. 職場における腰痛予防対策指診 131
6. 職業性腰痛 131
7. リスクアセスメント 132
8. 家庭におけるリスクマネジメント 133
9. 腰痛に対する理解 133

V 腰痛診療アドバンスド

1. 腰痛に対する低侵襲手術の適応と注意点 〈手束文威〉 135
1. 腰痛に対する手術療法の適応 135
2. 危険信号（red flag）を有する腰痛に対する低侵襲手術 136
3. 神経症状を伴う腰痛，椎間板性腰痛，腰椎分離症に対する低侵襲手術 143

2. トップアスリートにおける腰痛診療 〈半谷美夏〉148
1. トップアスリートの腰痛の実態 148
2. 診療に訪れるトップアスリートの腰痛の原因と特徴 151
3. トップアスリートの腰椎分離症 153
4. 腰部障害と鑑別が必要な腰痛 155
5. 変形性変化に関係した腰痛（棘突起間インピンジメントなど） 157
6. トップアスリートの診療におけるポイント 159

3. 難治性腰痛患者への対応 〈村上孝徳〉162
1. 身体的要因からも難治化する 162
2. 何をしてあげられるか考えよう 163
3. 「痛い」は「辛い」である 164
4. 鎮痛薬にこだわらない 165
5. 薬物療法の意義 167
6. 運動療法の有効性 167
7. 認知行動療法の有効性 168
8. 慢性腰痛の治療目標 169
9. 身体的評価は定期的に行う 170

索引 173

I. プロフェッショナルのための腰痛基礎知識

1 現代腰痛事情

1. 腰痛の疫学

> **KEY NOTE 1**
>
> ・腰痛は国民病．40歳以上の約2,800万人が腰痛保有．

2年に1度行われる厚生労働省による国民生活基礎調査[1]では，常に腰痛は有訴者率の首位の座を保ち続けている．すなわち，日本人が有する症状のうち最も多いのは腰痛だということである．

近年，腰痛保有者数に関して，詳細な疫学的データが報告されている．東京大学の研究グループは，運動器関連症状の頻度を明らかにするため，全国8地域，12,019人を対象とした大規模地域コホート研究LOCOMOスタディ（The Longitudinal Cohorts of Motor System Organ Study）を実施した[2]．その結果，腰痛の有病率は38％（男性34％，女性39％）であった［図1］．この有病率から平成22年度国勢調査による性・年齢別人口比率を用いて計算すると，わが国の40歳以上の人口のうち腰痛を有する人は2,770万人（男性1,210万人，女性1,560万人）と推定された．

また，腰痛と膝痛を合併している人の有病率は12％（男性11％，女性13％）であり，人口比率を用いて計算すると680万人（男性280万人，

Ⅰ　プロフェッショナルのための腰痛基礎知識

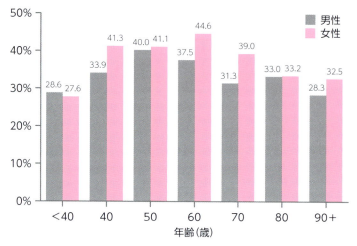

[図 1] 性・年代別腰痛の有病率
(Yoshimura N, et al. J Bone Miner Metab. 2014; 32: 524-32[2])より改変)

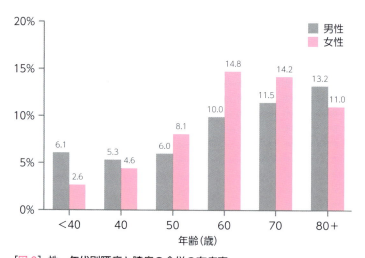

[図 2] 性・年代別腰痛と膝痛の合併の有病率
(Yoshimura N, et al. J Bone Miner Metab. 2014; 32: 524-32[2])より改変)

女性400万人）が腰痛・膝痛を同時に自覚しているものと推測された［図2］．腰痛・膝痛の発生関連因子の分析では，高齢，女性，BMIが大きい（肥満）が影響因子として挙げられた．また，腰痛と膝痛は互いに発生リスクを高めあっており，密接な関連性が指摘されている．

2. 腰痛の社会的影響

KEY NOTE 2

- 職業性腰痛の総医療費は年間約820億円にのぼる．
- 腰痛による休業や失業に起因する社会的損失は莫大．

　作業関連性の腰痛（職業性腰痛）の頻度は高く，医療費のみならず休業による生産性低下や補償などによる社会的損失も大きい．厚生労働省による調査では，腰痛は長年にわたり職業性疾病の第1位であり，全体の約6割を占めている．2011年における休業4日以上の腰痛の件数は，社会福祉施設，小売業，道路貨物運送業，医療保健業（看護師など）で多くなっている．過去10年の腰痛発生件数の推移をみると，社会福祉施設で増加傾向にあり，医療保健業では横ばいで高止まりの状態にある［図3][3]．

　Itoら[4]の報告によれば，わが国における職業性腰痛に要する年間総医療費は821億円（2011年）にのぼる．入院・外来別では，入院が265億円，外来が557億円であった．2002年から2011年まで単調に増加傾向を示している．

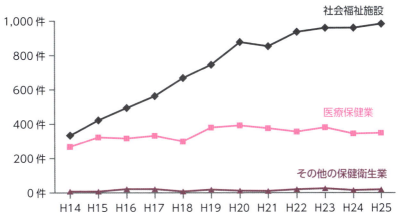

［図3］保健衛生業の中分類業種別腰痛発生件数（平成14～25年）
（医療保健業の労働災害防止．平成26年度厚生労働省委託事業．2014．p.2-3[3]）

腰痛に要する医療費が直接的な経済的損失とすると，腰痛に起因する休業や失業による生産性の低下がもたらす損失は間接的経済損失と言える．そして間接的損失の方が直接的損失よりはるかに莫大である．米国における経済的損失は，総額で最大約1,200億ドルにものぼると算出されている[5]．松平ら[6]による首都圏の多業種勤労者9,307名を対象としたアンケート調査では，腰痛遷延化の危険因子として，仕事への不満，低いソーシャルサポート，抑うつなど世界的にもエビデンスの高い心理社会的要因が挙げられている．今後，わが国においても，勤労者に対する心理面や環境面でのケア，サポートに関するシステムを整備していく必要がある．

3. アスリートの腰痛

KEY NOTE 3

- 腰痛はスポーツ障害としても頻度が高い．
- 成長期におけるオーバーユースによる腰痛発生の予防は重要．

　腰部は，膝，肩などとともにスポーツ障害の最好発部位の1つである．
　「腰」という字は「月（にくづき）」に「要」と書くように，腰部はあらゆるスポーツ動作において身体の「要」として機能している．すなわち，腰部の構造と機能を健全に保つことは，よりよいスポーツパフォーマンスを発揮するための基本となる．一方，スポーツ活動による機械的ストレスは，身体の「要」である腰部に集中するため，障害や疼痛を最も引き起こしやすい部位であるとも言える．
　半谷ら[7]の報告によると，国立スポーツ科学センター（JISS）スポーツクリニックの整形外科外来を受診したわが国のトップレベルのスポーツ選手の罹患部位では，膝関節部が23％で最も多く，ついで腰背部が13％で多かったとしている［図4］．大学新入生を対象とした調査では，競技スポーツ活動経験者は非経験者に比べ有意に腰痛既往の頻度が高く，その比率はスポーツ種目によって差がみられた［図5］[8]．新潟市における小中学生を対象としたアンケート調査では，スポーツ活動を行っている児童・生徒の腰痛の既往は35％であったのに対し，スポーツ活動を行っていない

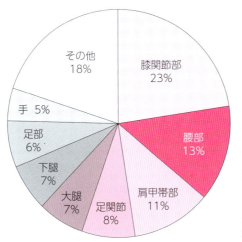

[図4] 国立スポーツ科学センター受診者の部位別プロブレム割合

(半谷美夏,他.日臨スポーツ医会誌. 2008; 16: S195[7]より改変)

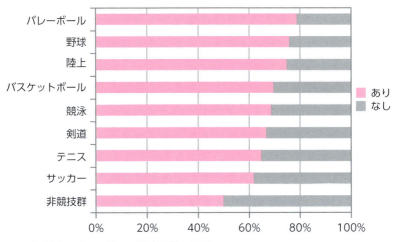

[図5] 競技スポーツ種目と腰痛既往の関係
(Hangai M, et al. Am J Sports Med. 2010; 38: 791-6[8]より改変)

児童・生徒では21％であった．また，スポーツ活動の時間が長い方が腰痛の既往割合が高かったことが示された[9]．成長期の過剰なスポーツ活動は腰椎分離症の発生にも関与しており，適切な練習時間・試合回数の設定や運動療法の施行など予防対策が重要となる．

　スポーツ選手における腰痛の予防としては，体幹筋（特にコアマッスル）や骨盤周囲筋の筋力強化，ストレッチングが重要であることが近年強調さ

れている（Ⅲ-3. 理学療法の方針と実際―運動療法，物理療法を参照）．

☑4. 腰痛の原因

KEY NOTE 4

- 原因が特定できない「非特異的腰痛」は20％程度．
- 多くは椎間関節性，筋・筋膜性腰痛などの深刻な原因のない腰痛．
- 心理的要因のみで発症する腰痛はごく少数．

　2001年のDeyoらの論文[10]以来，種々の検査によっても原因が特定できない「非特異的腰痛」が腰痛症例の85％を占めるとの認識が広まった．一般には「非特異的腰痛」イコール「原因不明」と解釈され，患者の不安や不信感の一因となることもあった．このような腰痛症例の大多数が「原因不明」とされる状況は，第一線で診療にあたる整形外科医の多くにとっては，臨床での実感と異なるものであり不本意なものであった．そもそもDeyoはプライマリケア医で，専門医による診療が必要な病的な腰痛を見分けることが診察の目的であり，その他の「非特異的腰痛」とされた症例の原因究明はあえて必要としない立場にあった．

　2016年にSuzukiら[11]は，山口県における腰痛を主訴とする外来患者320人を対象として，整形外科専門医が詳細な身体診察と診断的ブロックを行い腰痛の原因を診断した結果，原因が特定できなかった「非特異的腰痛」は，22％（70人）にとどまったと報告した．すなわち，78％は原因が特定でき，椎間関節性腰痛が21％，筋・筋膜性腰痛が18％，椎間板性腰痛が13％，仙腸関節性腰痛が6％を占めた．このほか脊柱管狭窄症，椎間板ヘルニア，椎体骨折などの病的な腰痛が21％であり，心因性腰痛は1％以下であった［図6］．

　病的な腰痛を除く約80％の腰痛（非特異的腰痛を含む）は，早急な精査の必要のないいわゆる「深刻な原因のない腰痛」「自分で治せる腰痛」であると言える．患者には，腰痛の80％は診断可能であること，そしてその多くは心配のない腰痛であることを伝え安心を与えることが必要である．腰痛診療においては，まず神経症状を伴う腰痛や悪性腫瘍など重大疾患によ

1 現代腰痛事情

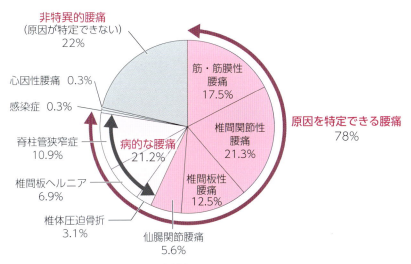

[図6] 腰痛外来患者320人の診断結果
(Suzuki H, et al. PLoS One. 2016; 11: e0160454[11])のデータを基に作成)

る腰痛を鑑別し，それらが除外されたならば，焦ることなくじっくりと治療を進めていくよう患者を指導することが肝要である（Ⅰ-3．腰痛診療のストラテジー—最近の考え方を参照）．

📖 文献

1) 平成28年国民生活基礎調査の概要．厚生労働省政策統括官付参事官付世帯統計室．2017．p.18.
2) Yoshimura N, Akune T, Fujiwara S, et al. Prevalence of knee pain, lumbar pain and its coexistence in Japanese men and women: The Longitudinal Cohorts of Motor System Organ (LOCOMO) study. J Bone Miner Metab. 2014; 32: 524-32.
3) 医療保健業の労働災害防止．（看護従事者の腰痛予防対策）平成26年度厚生労働省委託事業．中央労働災害防止協会健康快適推進部．2014．p.2-3.
4) Itoh H, Kitamura F, Yokoyama K. Estimates of annual medical costs of work-related low back pain in Japan. Ind Health. 2013; 51: 524-9.
5) Dagenais S, Caro J, Haldeman S. A systematic review of low back pain cost of illness studies in the United States and internationally. Spine J. 2008; 8: 8-20.
6) 松平 浩，磯村達也，岡崎裕司，他．日本人を対象とした腰痛疫学研究．日職災医誌．2015; 63: 329-36.
7) 半谷美夏，中嶋耕平，瀬尾理利子，他．国立スポーツ科学センター（JISS）クリニックにおける整形外科診療．日臨スポーツ医会誌．2008; 16: S195.

8) Hangai M, Kaneoka K, Okubo Y, et al. Relationship between low back pain and competitive sports activities during youth. Am J Sports Med. 2010; 38: 791-6.
9) Sato T, Ito T, Hirano T. Low back pain in child hood and adolescence; assessment of sports activities. Eur Spine J. 2010; 20: 94-9.
10) Deyo RA, Weinstein JN. Low back pain. N Engl J Med. 2001; 344: 363-70.
11) Suzuki H, Kanchiku T, Imajo Y, et al. Diagnosis and characters of non-specific low back pain in Japan: The Yamaguchi Low Back Pain Study. PLoS One. 2016; 11: e0160454.

〈山下敏彦〉

I. プロフェッショナルのための腰痛基礎知識

腰痛に関する生理学・解剖学

腰痛の発生・伝達の生理学

☑ 1. 腰椎組織の侵害受容器

KEY NOTE 1

- 腰椎とその周囲組織のすべてに侵害受容器が存在する．
- 椎間関節周囲の受容器は機械刺激に対する感受性が高い．

　腰椎を構成する各要素と周囲の筋・筋膜・靱帯には，機械的な刺激を感知する感覚受容器（機械受容器 mechanoreceptor）が分布している．機械受容器のうち，自由神経終末（free nerve ending）は，侵害刺激に反応し侵害受容器（nociceptor）と呼ばれる［図1］[1]．侵害刺激とは，「生体組織を損傷するか，あるいは損傷する可能性を持つ有害な刺激」を意味する．すなわち，侵害受容器は「痛み」の受容器であると言える．一方，球状あるいは錐状の形態をとる受容器（Ruffini 終末，Pacini 小体など）は，位置覚や運動速度，靱帯や関節包への張力や圧を感知し，固有感覚受容器（proprioceptor）と呼ばれる．

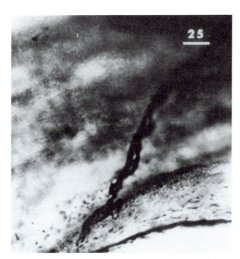

[図1] ヒト腰椎椎間関節内に認められた自由神経終末 (山下敏彦. In: 山下敏彦, 編. スポーツと腰痛―メカニズム＆マネジメント. 東京: 金原出版; 2011. p.25-32[1])

数値の単位はμm．

　著者らは，電気生理学的および組織学的手法を用いて，椎間関節，椎間板，後縦靱帯など腰椎を構成する各組織と仙腸関節などの周辺組織において，機械受容器の分布と機能を分析した[2-5]．侵害受容器の占める比率は，椎間関節で30％，多裂筋で3％，仙腸関節で98％，後縦靱帯，椎間板前方部では100％と組織間で差がみられた．椎間関節やその周囲筋では低閾値の固有感覚受容器が優位であった．これらの組織は，疼痛感受性を有する一方，脊柱の動きの制御や姿勢の保持に主として寄与しているものと思われた．

　また，各組織の疼痛感受性には差があった．椎間関節や周囲筋（多裂筋など）は，比較的低い閾値の侵害受容器を含み，弱い有害刺激にも反応した．これに対し，椎間板や後縦靱帯はもっぱらきわめて高い閾値の受容器を含み，非常に強い侵害刺激にのみ反応するものと思われた．すなわち，椎間関節とその周囲筋の受容器は，椎間板，後縦靱帯，仙腸関節の受容器に比べ，痛みの感受性が高いものと思われた．

2 腰痛に関する生理学・解剖学

2. 腰痛の伝達と制御

KEY NOTE 2

- 腰椎からの侵害信号は，脊髄後角，脊髄視床路を通り，大脳皮質に達して腰痛として認知される．
- 下行性疼痛抑制系は，内因性の疼痛抑制メカニズムとして機能する．

　侵害受容器からの求心性信号は，一次求心性ニューロンを通り後根から脊髄後角に入り，ここで二次求心性ニューロンにシナプス伝達する．二次

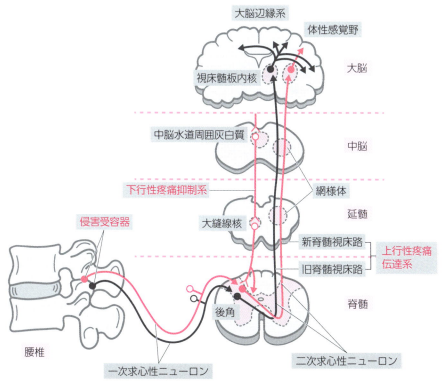

[図 2] 腰椎からの上行性疼痛伝達系および下行性疼痛抑制系

ニューロンの信号は反対側の前外側索（脊髄視床路）を上行し，視床を経由して大脳皮質の体性感覚野に送られ，痛みとして意識に上る［図 2］．

このような上行性の疼痛伝達・認知系に対し，生体は内因性の疼痛抑制系を有している．脳幹部の中脳水道灰白質，大縫線核から下行する線維によって，脊髄後角において末梢からの痛みの入力が選択的に抑制される［図 2］．これは「下行性疼痛抑制系」と呼ばれ，セロトニン系とアドレナリン系がある．慢性腰痛症例では，この下行性疼痛抑制系が機能不全に陥っているとされる．また，慢性痛治療に用いられる運動療法や認知行動療法の効果のメカニズムとして，下行性疼痛抑制系の賦活作用が挙げられている．

腰痛発生源の解剖・生理学

1. 筋肉・筋膜

KEY NOTE 3

- 傍脊柱筋の脊椎への付着部近傍に侵害受容器が分布している．
- ローカル筋は腰椎に直接付着し，脊柱安定性に寄与する一方，疼痛の発生源ともなりうる．

腰椎をとりまく，いわゆる傍脊柱筋としては，まず最浅層に胸腰筋膜があり，その下層に浅層筋群として脊柱起立筋と呼ばれる腰腸肋筋，胸最長筋がある．深層筋としては，多裂筋，横突間筋がある［図 3A，B］．このほかに，体幹側面から前面に位置する外腹斜筋，内腹斜筋，腹横筋，腹直筋も体幹運動に関与している［図 3C］[6]．

腹直筋，外腹斜筋，内腹斜筋，脊柱起立筋など，胸郭と骨盤を結合し腰椎には直接付着していない筋群は，グローバル筋と呼ばれる．一方，腹横筋，多裂筋，腰方形筋，大腰筋などの腰椎に直接する筋群は，ローカル筋と呼ばれる．グローバル筋は多関節筋であり，脊椎運動時のトルクを発生し，運動方向をコントロールしている．ローカル筋は単関節筋であり，腰

2　腰痛に関する生理学・解剖学

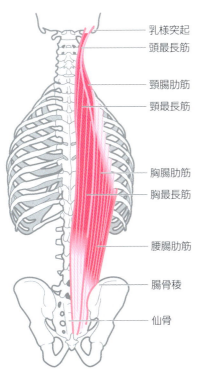

[図 3A] 固有背筋群（脊柱起立筋）

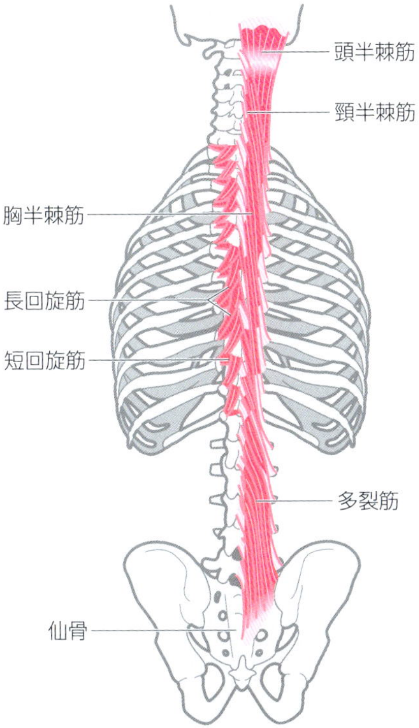

[図 3B] 固有背筋群（深層筋）

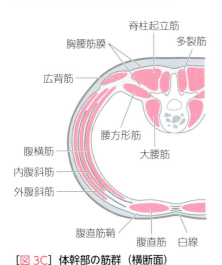

[図 3C] 体幹部の筋群（横断面）

椎の分節的安定性を制御している.

　筋感覚器すなわち筋肉に分布する感覚受容器には,侵害受容器(自由神経終末),固有感覚受容器,筋紡錘がある.骨格筋支配神経の75％が自由神経終末を形成するとされる.自由神経終末は,筋線維表面,筋線維束周囲の結合織,筋膜に分布している[7].

　多裂筋や脊柱起立筋(中でも胸最長筋)は,腰椎の棘突起,横突起,さらには仙骨など脊柱に多くの付着部を有する.これらの筋付着部には侵害受容器が多く分布している[2,3].激しい体幹運動や無理な姿勢により腰椎に強い機械的ストレスが加わると,傍脊柱筋やその椎骨への付着部に存在する侵害受容器が興奮し,急性疼痛を引き起こす.

2. 椎間関節

KEY NOTE 4

- 椎間関節包には機械受容器が豊富に存在する.
- 腰椎伸展時に,関節包の伸張やインピンジにより侵害受容器が興奮する.

　椎間関節は,1つの椎骨の下関節突起とその1つ下位の椎骨の上関節突起からなり,脊柱の後方支持機構を構成している.椎間関節にも滑膜が存在し,その外側を関節包が覆っている.

　椎間関節は荷重関節である.椎間関節は脊柱に対する全荷重の16％を受けているとされる.腰椎伸展時には,下関節突起下端部が下位椎弓に接触する.軸方向への負荷は,下関節突起を通して椎弓へと伝達される.この際,関節包下部は,下関節突起と椎弓の間にインピンジされる.また,腰椎伸展により関節包の上方部に大きな張力が加わる.一方,腰椎屈曲時には関節包の張力は顕著ではない[8].

　椎間関節は,脊髄神経後枝の内側枝により支配される.内側枝は,まず隣接する椎間関節包の下部に第一の枝を送る.第二の枝は多裂筋を支配する.第三の枝は,1つ下位の椎間関節包の上部へと向かう.すなわち後枝内側枝は,同一レベルと1つ下位レベルの2つの椎間関節を支配する.

2 腰痛に関する生理学・解剖学

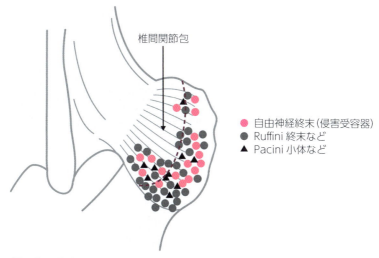

[図 4] **腰椎椎間関節包における感覚受容器の分布** (Ozaktay AC, et al. Proc Orthop Res Soc. 37th Annual Meeting. 1991; 16: 353[9])より改変)

　椎間関節とその周囲組織には，豊富な機械受容器が分布している．著者らの電気生理学的および組織学的研究では，椎間関節の受容器のうち約30％が侵害受容器であった．受容器は，関節包の内尾側部や辺縁部，関節突起への筋付着部に多く分布していた［図 4][2,9)]．腰椎に強い伸展力や回旋力が加えられると，これらの軟部組織付着部に大きな牽引ストレスがかかり侵害受容器が興奮する．有害な機械的刺激により，関節包や周囲組織に損傷が生じれば，それに続発する炎症が持続的な痛みを引き起こす．

✓3. 椎間板

KEY NOTE 5

- 正常な椎間板の神経支配は疎である．
- 変性や炎症により，侵害受容神経線維が活性化し痛みを引き起こす．

　椎間板は，椎体と椎体を連結し，前後屈，側屈，回旋など脊柱の3次元

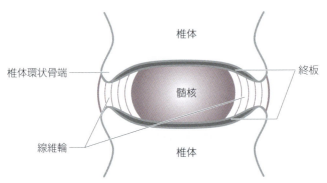

[図 5] 椎間板の構造（瀬井　章. In: 山下敏彦, 編. スポーツと腰痛
—メカニズム＆マネジメント. 東京: 金原出版; 2011. p.17-24[10]）

的動きを可能とする．同時に脊椎長軸方向に加わる圧を緩衝するショックアブソーバーとしての役割をもつ．

　椎間板は中心の髄核とその周りを取り囲む線維輪，上下を覆う終板からなる[図 5]．線維輪の内側 2/3 は終板に入り，線維軟骨成分を形成する．外側 1/3 は Sharpey 線維として椎体環状骨端に結合する[10]．

　椎間板は線維輪外層を除き血行に乏しく，人体最大の無血管組織である．さらに，椎間板は神経支配が疎な組織であり，感覚神経は線維輪の外側 1/3 にしか存在しない．椎間板の支配神経は，脊椎洞神経（背側部分），交通枝（椎間孔部），傍脊椎交感神経幹（腹側部）である．

　著者らの電気生理学的研究では，椎間板の前側方部に感覚受容器が同定されたが，その密度は低く，機械的閾値は非常に高かった．すなわち，正常状態では椎間板は疼痛発生源とはなり難いことが推測された[3]．一方，機械受容器は炎症の存在下では，機械的閾値が低下し疼痛に対する感受性が高まることが明らかにされている[11]．したがって，椎間板は変性・炎症に伴って疼痛の発生源となることが推測される．また，Shinohara[12]によると，変性腰椎椎間板では，椎間板内部に侵害受容神経線維が入り込み，椎間板性腰痛の原因となると推測されている．

4. 仙腸関節

KEY NOTE 6

- 前方の関節区域と後方の靱帯区域からなる.
- 後方の靱帯付着部近傍には侵害受容器が存在する.

　仙腸関節は,前方が仙骨と腸骨の関節面で関節腔を形成し(関節区域),関節後方は骨間仙腸靱帯と後仙腸靱帯が占めている(靱帯区域)[図6].仙腸関節の前面は薄い前仙腸靱帯が覆っているが,後方は強靱な骨間仙腸靱帯や後仙腸靱帯などが仙骨および腸骨に付着し関節を覆っている[図7][13].さらに,腰腸肋筋や多裂筋などの背筋群も仙腸関節近傍の仙骨・腸骨を起始とする[図3A, B].これらの靱帯や筋の付着部には侵害受容器が分布していることが,著者らの電気生理学的研究で明らかになっている[4].筋や靱帯の付着部に過剰な,あるいは反復する機械的ストレスが加わることにより,侵害受容器が興奮し疼痛を引き起こすものと思われる.

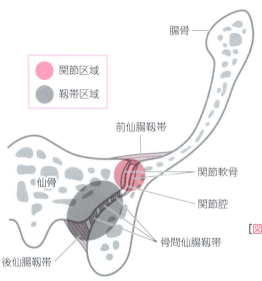

[図6] 仙腸関節の形態: 横断面
(村上栄一. 仙腸関節の痛み―診断のつかない腰痛. 東京: 南江堂; 2012. p.5-23[13])

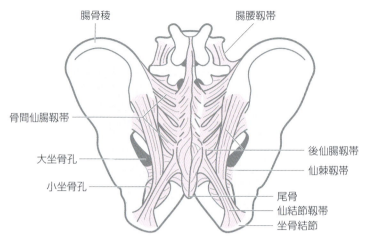

[図7] 骨盤後方の靱帯群

📖 文献

1) 山下敏彦．腰痛に関わる神経・筋の解剖・生理学．In: 山下敏彦，編．スポーツと腰痛—メカニズム＆マネジメント．東京: 金原出版; 2011．p.25-32.
2) Yamashita T, Cavanaugh JM, El-Bohy AA, et al. Mechanosensitive afferent units in the lumbar facet joint. J Bone Joint Surg. 1990; 72A: 865-70.
3) Yamashita T, Minaki Y, Oota I, et al. Mechanosensitive afferent units in the lumbar intervertebral disc and adjacent muscle. Spine. 1993; 18: 2252-6.
4) Sakamoto N, Yamashita T, Takebayashi T, et al. An electrophysiologic study of mechanoreceptors in the sacroiliac joint and adjacent tissues. Spine. 2001; 26: 164-7.
5) Sekine M, Yamashita T, Takebayashi T, et al. Mechanosensitive afferent units in the lumbar posterior longitudinal ligament. Spine. 2001; 26: 1516-21.
6) 山下敏彦．姿勢と体幹の運動に関わる筋．In: 久保俊一，編．よくわかる病態生理 10．運動器疾患．東京: 日本医事新報社; 2007．p.146-9.
7) 伊藤文雄．筋感覚研究の展開．東京: 協同医書出版社; 2000．p.33-103.
8) 山下敏彦．腰痛症（筋性腰痛，椎間関節性腰痛）．In: 山下敏彦，編．スポーツと腰痛—メカニズム＆マネジメント．東京: 金原出版; 2011．p.51-5.
9) Ozaktay AC, Yamashita T, Cavanaugh JM, et al. Fine nerve fibers and endings in the fibrous capsule of the lumbar facet joint. Proc Orthop Res Soc. 37th Annual Meeting. 1991; 16: 353.
10) 瀬井 章．腰部スポーツ障害のバイオメカニクス．In: 山下敏彦，編．スポーツと腰痛—メカニズム＆マネジメント．東京: 金原出版; 2011．p.17-24.
11) Yamashita T, Minaki Y, Takebayashi T, et al. Neural response of mechanoreceptors to acute inflammation in the rotator cuff of the shoulder joint in

rabbits. Acta Orthop Scand. 1999; 70: 137-40.
12) Shinohara H. Lumbar disc lesion, with special reference to the histological significance of nerve endings of the lumbar discs. J Jpn Orthop Assoc. 1970; 44: 533-70.
13) 村上栄一. 仙腸関節の基礎. In: 仙腸関節の痛み—診断のつかない腰痛. 東京: 南江堂; 2012. p.5-23.

〈山下敏彦〉

I. プロフェッショナルのための腰痛基礎知識

腰痛診療のストラテジー
―最近の考え方

 1. 腰痛症例の初期診断

KEY NOTE 1

- まずは，トリアージから．
- 危険な腰痛と神経症状を見逃すな！

腰痛を下記の Category A，B，C の3つに分類する．

Category A（＝<u>A</u>lert，重篤な疾患に伴う腰痛）：解離性大動脈瘤，腹部大動脈瘤など，救命のためには診断・治療に一刻を争うもの，内臓がん（膵臓がん，胃がんなど）のように診断の遅れが致命的になるものなど．転移性・原発性脊椎腫瘍や化膿性・結核性脊椎炎など早急な対処を要する脊椎疾患もこのカテゴリーに入る．

頻度：約1％．

Category B（＝<u>B</u>e careful，特異的な脊椎疾患に伴う腰痛）：腰椎椎間板ヘルニア，腰部脊柱管狭窄症，骨粗鬆症性椎体骨折など，特異的な脊椎疾患に伴う腰痛．神経根症状，馬尾症状などの神経症状を伴うことが多い．画像検査などの精査が必要になる．

頻度：約20％．

3 腰痛診療のストラテジー —最近の考え方

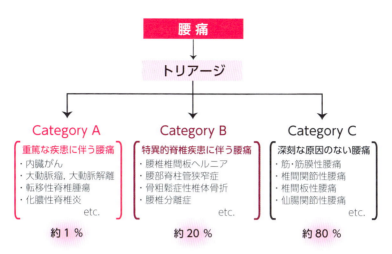

[図1] 腰痛症例の初期診断（トリアージ）

　Category C（＝<u>C</u>onservative，深刻な原因のない腰痛）：筋・筋膜性腰痛，椎間関節性腰痛，仙腸関節性腰痛，椎間板性腰痛など．自然治癒する場合もあり，基本的に予後良好な腰痛．画像検査などで異常を認めない場合が多い．まずは保存療法で経過観察を行う．
　頻度：約80％．

　腰痛の初期診療においては，Category A と B の腰痛を的確に鑑別（トリアージ）することが，専門医の重要な役割である［図1］．迅速な検査の施行や他診療科へのコンサルテーションを行う．Category C の腰痛に対しては，運動療法を中心とする保存的加療を行うことと，特に心配する必要のない腰痛であることを適切に患者に伝えることが肝要である［Ⅱ-1. 腰痛患者の初期対応，Ⅱ-2. 腰痛診療のトリアージ，Ⅲ-1. 患者への説明と指導（ムンテラ）を参照］．

2. 腰痛の治療方針の策定

KEY NOTE 2

- 運動療法が治療の主体．
- 定期的診察により症状の推移を把握する．

　急性腰痛に対しては，短期間の安静ののち，徐々に活動性をアップしていく．局所の固定や非ステロイド性抗炎症薬（NSAIDs）を中心とした薬物療法を適切に併用する（Ⅲ-2．薬物療法の方針と実際を参照）．神経症状の有無や疼痛軽減の有無など症状の推移を的確に観察する．

　亜急性期から慢性期の腰痛に対しては，ストレッチングなどの運動療法が治療の主体となる（Ⅲ-3．理学療法の方針と実際を参照）．鎮痛薬や鎮痛補助薬の併用は可及的短期間にとどめ，副作用の予防に留意する．定期的な診察により，症状の推移を観察し，心理的要因や社会的要因の関与などにも注意を払う必要がある（Ⅲ-6．心理・社会的要因の評価と対応を参照）．

3. 慢性腰痛症例への対応

KEY NOTE 3

- 痛みの悪循環回路を断ち切る！

　慢性腰痛症例においては，身体面および心理面の悪循環回路に陥る場合がある［図2］．すなわち，痛みのために運動や外出の頻度が減り，高齢者などでは「引きこもり」の状態にもつながる．運動不足による筋力の低下は，関節や脊椎の変性を助長し，これがさらなる痛みの原因となる（図2の内側の回路）．一方，痛みが長引くと「うつ」的傾向に陥り，これも「引きこもり」の原因となる．このような状態では，本来人間がもっている脳

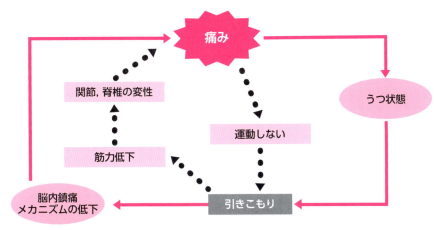

[図 2] 運動器慢性痛における悪循環回路

内の鎮痛メカニズムが正常に機能しなくなり，さらなる痛みの増強をもたらす（図2の外側の回路）．

このような悪循環回路が放置されると，痛みはどんどん慢性化・難治化の方向へ進んでしまう．したがって，薬物療法，神経ブロック療法，理学療法（運動療法が中心），手術療法などを用いて，この回路を停止ないしはスピード減速させることが必要となる．患者に痛みが消失あるいは減弱したことを実感させた上で，ADL指導や環境改善などを行うことにより，悪循環回路からの脱却を図る（Ⅳ-1．日常生活指導，Ⅳ-2．腰痛予防のための運動療法，Ⅳ-3．腰痛予防のための環境整備を参照）．

☑ 4. 治療のゴール設定

KEY NOTE 4

- 痛みの完全な消失を目指さない．
- 前向きな考え方で，痛みとの共存を．

慢性痛患者（特に加齢による退行変性症例や神経障害性疼痛症例など）では，種々の治療によっても痛みの「完全な消失」は得られない場合が少

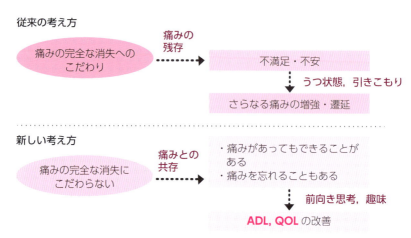

[図3] 痛み治療のゴール設定の変化

なくない．一方，患者は得てして医療機関での治療により，痛みの「完全な消失」が得られるものと期待しがちである．そうすると，痛みが残存していることに患者は失望し，不満・不安を抱くことになる．さらには，うつ状態や引きこもりに繋がる場合もあり，痛みの遷延化・難治化の原因となる［図3］．

これに対して，最近の慢性痛治療の考え方においては，痛み治療のゴール設定として「完全な消失を目指さない」ことが提唱されている．慢性痛の患者は，ともすれば「痛みのために何もできない」というネガティブな思考に陥りがちである．これを「痛いけれどやるべきことはやれるし，生活も楽しめる」という考え方に変容させる．実際，慢性痛の患者でも趣味など楽しいことをしている時には痛みを忘れていることもあり，これに気づかせることも必要である．

薬物療法や運動療法などを行い，痛みが以前よりは軽減していることを実感させ，前向きな思考で痛みとの共存を図っていく．慢性痛の治療のゴールは，痛みの完全消失ではなく，「ADLの改善」と「QOLの向上」なのである［図3］．

〈山下敏彦〉

Ⅱ. 腰痛の発生源を見極める

1 腰痛患者の初期対応
―問診・身体診察の手順

 1. 問診

KEY NOTE 1

- 腰痛診療の基本はラポール．

1．ラポール

　腰痛診療はラポールで始まりラポールで終わる．ラポールなくして腰痛診療はできない．ラポールとはフランス語であり，橋をかけるという意味である．Eye contact を行いながら問診することでお互いの信頼状態が生まれる．

　問診でラポールを得るには，次の2点に注意する．Empathy と reassurance である．腰痛患者（特に慢性腰痛症）は長期間に及ぶ罹病歴があることがあるため，特に重要である．Empathy とは，問診の途中に「それは大変ですね．辛かったでしょうね」という言葉を述べる共感である．Reassurance とは，「でも心配ありません．痛みの場所をみつけましょう」という安心感を与えることである．この2点に注意した問診がプロフェッショナル腰痛診療のスタートである．

2. OLDCARTS（オールドカーツ）現病歴を聞く

問診ではまず，OLDCARTS に従って問診を進めるとよい．

O: onset
急性発症か慢性かを尋ねる．
L: location
痛みの場所を直接指で示してもらう．仙腸関節障害による腰痛では典型的な one finger test というのもあり，直接示してもらうとよい．
D: duration
腰痛期間を訪ねる．腰痛が長期に及ぶ時は reassurance が重要であり，「腰痛の原因を解明します」という姿勢を伝える．
C: character of pain
痛みの性質を聞く．重い痛み，鋭い痛み，ピリピリする痛みなど．また，ここでは VAS も訪ねる．もしも，VAS が 10/10 など，非常に強い痛みがある場合，empathy は忘れずに．

腰痛診療では，日常生活でどのような場面で腰痛が強いかを聞くことで痛みの場所が推察できる．たとえば，起床時に洗顔しようとすると痛い，あるいは，靴下を履く動作が痛い場合は，屈曲時腰痛を示しており，椎間板性などの前方の障害が推察される．高いものを取ろうとすると痛い，あるいは，洗濯物を干そうと背伸びすると痛いなどと訴える場合は伸展時腰痛であり，分離症や狭窄症などの後方要素の障害が推察できるのである．

A: aggravation and alleviation
痛みが最近増悪傾向にあるのか，あるいは，改善傾向にあるのかを尋ねる．
R: radiating pain
放散痛を聞く．腰痛診療では特に重要であり，下肢への放散痛とその場所を聞くことで，ある程度障害神経根レベルが確認できるからである．
T: timing
痛みが増悪すること（タイミング）と痛みが減弱すること（タイミング）を尋ねる．たとえば，咳・くしゃみや前屈で痛みが増悪し，臥床にて減弱

する場合は，椎間板性の障害が疑われる．

S: associated symptoms

ここでは，考えられる腰痛の原因疾患を念頭に，さまざまな症状を聞く．いわゆる closed question であり，症状の有無を尋ねるため，答えは yes か no である．通常は，安静時痛，夜間痛，下肢症状（痛みや痺れ），筋力低下，間欠性跛行，排尿・排便障害などを尋ねるが，red flags（Ⅱ-2-1. Red flags 参照）を疑う場合は，発熱，体重減少なども聞いておく．

3. PAMHITS（パムヒッツ）既往歴を聞く

P: previous similar symptom

よく似た症状が以前あったかを尋ねる．あれば，その時の病名と治療方法も聞く．

A: allergy

食事や薬のアレルギー．

M: medicines

現在服用中の薬．特に手術に至ることを考え，バイアスピリンなどの血液凝固阻害薬などの内服確認は必須である．

H: hospitalization

入院歴．

I: illness

合併症．現在治療中の疾患に加え，過去罹患した疾患も聴取する．高血圧，糖尿病，がんの既往，結核などの感染症の既往，高齢者には骨粗鬆症や脊椎骨折の既往など．

T: trauma

過去の既往に加え，今回の腰痛発症に関わる外傷の有無を尋ねる．高齢者では，尻餅などの微小外力でも骨折するので，念入りに聴取する．

S: surgery and sports

過去の手術歴と麻酔方法．腰痛では発育期のスポーツ歴も重要である．

4. SODA（ソーダ）社会歴を聞く

S: smoking

近年，喫煙が椎間板変性を助長させるというデータもあるため重要な情報である．1日の箱数と年数を掛け合わせる（pack-year）．

O: occupation
職業も重要である．立っている時間，運転時間，重量物運搬など．

D: drug（illicit）
これはいわゆるマリファナなどの既往なので，日本では聞くことはない．

A: alcohol
飲酒量．

2. 身体診察

KEY NOTE 2

- 身体診察で障害神経レベルを同定する．

1. 立位＆歩行

　　診察台に移る前に，まず立位での診察を行う．立位状況での安定性をみて，さらに閉眼での安定性をみる．いわゆる Romberg test である．次に片脚起立でのバランスを確認する．腰痛患者，特に高齢者では頚椎病変の合併が多いため，これら，脊髄症のサインは必ず確認する．また，いわゆる gait on toes & gait on heels を行ってもらう．下肢に生じている徒手検査では見落としてしまう軽度の下腿三頭筋および前脛骨筋の筋力低下が判明する．

　　ついで，歩行状況を確認する．歩行状況から下肢筋力低下がわかる．また，歩幅や歩調，wide base 歩行などをみることで，脊髄症や Parkinson 病などの合併を診断する．これらに異常がなくても継足歩行いわゆる tandem gait で軽度の運動失調がわかることがある．

2. 立位での屈曲伸展動作

　　立位にて，脊柱の屈曲と伸展を行う．腰痛が出る動作を尋ねる．ここで，前方要素の障害か，後方要素の障害か，おおむね押さえておくことが重要である．

3．臥位での診察

　まず，伏臥位で始める．圧痛の場所は最も重要である．高齢で骨粗鬆症を合併する場合，胸腰椎移行部に圧迫骨折が生じやすい．胸腰椎での骨折の場合でも，患者は腰痛を訴える．したがって，腰痛が主訴であっても，胸椎・腰椎・骨盤の圧痛確認は欠かせない．ついで，上殿神経，Valleix point，大腿背面，下腿三頭筋など，坐骨神経に沿った圧痛点を確認する．最後に femoral nerve stretch test（FNST）を行い，伏臥位での診察は終え，仰臥位での診察に移る．

　仰臥位では straight leg raising test（SLRT）をまず確認する．ついで神経学的検査に移る．触覚，温痛覚，深部覚を調べる．図1のように，デルマトームに従って調査することで，障害神経レベルがわかる．筋力は，腸腰筋，大腿四頭筋，前脛骨筋，長母趾伸筋，長母趾屈筋を確認する．深部腱反射は PTR と ATR を，病的反射は Babinski および Chaddock 徴

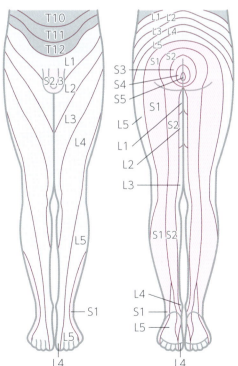

[図1] デルマトーム

障害神経根	障害骨格筋	反射異常	陽性テスト
L4	大腿四頭筋 前脛骨筋	膝蓋腱反射	FNST（+）
L5	前脛骨筋 長母趾伸筋		SLRT（+）
S1	長母趾屈筋	アキレス腱反射	SLRT（+）

[表 1] 障害神経と神経学的所見

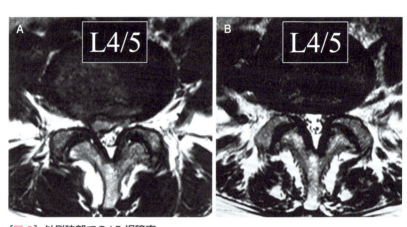

[図 2] 外側狭部での L5 根障害
A: 腰椎椎間板ヘルニア，B: 腰部脊柱管狭窄症

候をみる．また，膝蓋腱とアキレス腱のクローヌスもここで同時に確認する．

これら身体診察・神経学的検査より，障害神経根が同定される [表1]．障害神経根が圧迫される脊柱管内外の部位を念頭に画像診断に移ると，病変がみえてくる．たとえば，L5 神経根障害が疑われる場合，L4/5 脊柱管内の lateral recess [図2] と，L5/S の intervertebral foramen [図3] に注目するとよい．画像診断を行う前に必ず，問診と身体診察を行うのが鉄則である．

まとめ
腰痛の診療において，問診と診察は非常に重要である．問診により腰痛

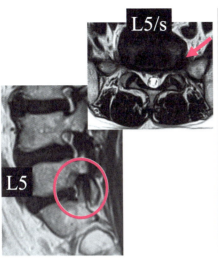
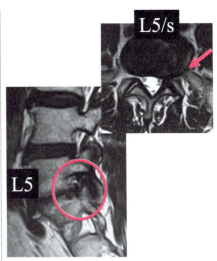

[図3] 椎間孔狭窄でのL5根障害

の多くで，発痛源が同定される．また身体診察にて，障害されている腰椎のレベル診断が可能となる．

〈西良浩一〉

Ⅱ. 腰痛の発生源を見極める

腰痛診療のトリアージ

　プライマリケアにおける腰痛診療のトリアージでは，問診と身体診察の時点で危険信号を見落とさないことである．腰痛診療ガイドラインに沿い，まずは red flags を確認する．次が神経障害である．これらの有無でトリアージを行う．この 2 点がない場合，危険性・緊急性が少ない腰痛（I-3-1 の Category C）となり，画像診断よりまず保存療法が選択される[1]．

☑ 1. Red flags[1]

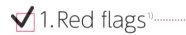

- Red flags を見逃すな！

　表 1 に red flags の一覧を示す．Red flags は緊急性がある．基本的に急いで確定診断を行い診断に基づいた治療を必要とする病態が示唆される所見のことである[1]．
　①まず，内臓疾患や感染による腰痛である．胸部痛や発熱，ステロイド治療歴，HIV 歴がこれに当たる．
　②次に，悪性疾患による腰痛が疑われる場合．時間や活動性に関係のな

- 発症年齢＜20歳 または＞55歳
- 時間や活動性に関係のない腰痛
- 胸部痛
- 癌，ステロイド治療，HIV（human immunodeficiency virus）感染の既往
- 栄養不良
- 体重減少
- 広範囲に及ぶ神経症状
- 構築性脊柱変形
- 発熱

[表1] Red flags

い腰痛，癌の既往，栄養不良，体重減少などである．
③さらに，診断治療を急ぐ脊椎脊髄疾患．広範囲に及ぶ神経症状，構築性脊柱変形が挙げられる．
④その他，epidemiology によるもの．これには年齢が該当する．現在，20歳未満，55以上の年齢が red flags に該当する．これに関しては，著者は異論がある．現在，部活動をしている子供には腰痛が多く，また，55歳以上には腰部脊柱管狭窄症が好発するからである．次のガイドラインの改正が待たれる．

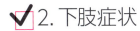2. 下肢症状

KEY NOTE 2

- 下肢症状があれば画像検査を！

次にトリアージが必要なことは下肢症状である．下肢症状がある場合は，脳・脊髄・馬尾・神経根・末梢神経など神経系に異常をきたしているサインである．手術も念頭に早急な画像検査による確定診断が必須である．

神経症状としては，感覚障害，筋力低下，膀胱直腸障害の評価が重要である．また，FNST や SLRT など神経のストレステストも参考とする．持続性の足底のしびれ，排尿障害，gait on toe 不能などは馬尾症候群を示唆するため，比較的早急な手術療法を必要とすることが多い．これら神経

学的所見がなくとも，腰痛に加え強い下肢痛がある場合は，下肢症状ありとし，画像診断を行うべきである．

☑3. 深刻な原因のない腰痛（従来の非特異的腰痛）

KEY NOTE 3

- Category C の痛みのメカニズムを解明し，病態に応じた治療を行う．

　Red flags と下肢症状がない，腰痛のみの症状を呈する場合，早急な画像診断を行う必要はない．緊急性がないからである．腰痛の pain generator を見出す確定診断は行わない．「深刻な原因のない腰痛」(Category C: I-3-1 参照) として，4～6 週間の保存療法を行う[1]．この腰痛は，従来「非特異的腰痛」として，さまざまな画像検査を行っても原因がわからない謎の腰痛の代名詞と勘違いされてきたが，本来の意味は，画像診断を急ぐ必要のない，so called low back pain のことである．

　Category C と診断されれば，画像診断は行わず，4～6 週間の保存療法が行われる．多くは保存療法により改善する．改善しない場合，各種画像検査に進み，専門医へ紹介となる．米国ではプライマリケアは家庭医が行っているため，この時点で整形外科や脊椎外科への紹介となるのであろう．

　画像診断は単純 X 線および機能撮影を行う．腰痛の pain generator 評価には MRI は欠かせない．特に STIR-MRI では炎症部位が高信号に光るため有用である [図1]．たとえば，Category C の代表である椎間板性腰痛，MODIC 変化，椎間関節炎，分離部滑膜炎の評価にはきわめて有用である．たとえば，椎間板性腰痛の指標として近年線維輪内の high signal intensity zone は，T2-MRI および STIR-MRI で評価する[2]．腰痛の原因となる Type I Modic 変化も STIR-MRI では明瞭である[3]．椎間関節炎や分離部滑膜炎では，関節内の水腫で評価する．通常の T1-MRI および T2-MRI では周囲に脂肪組織があるため評価困難である．STIR-MRI で脂肪情報を除去すると水腫がみえてくる[4]．さらに，確定診断のためには機能的診断が必須であり，それには椎間板造影・ブロック，椎間関節ブロッ

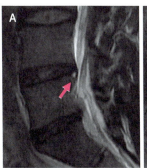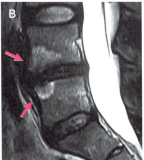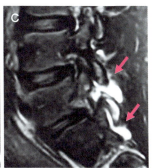

[図 1] STIR-MRI での腰痛診断
A: High intensity zone, B: Type I Modic change, C: Synovitis at the pars defects

ク，神経根ブロックが相当する[5]．

　Category C の痛みの病態を判断し，謎の腰痛ではなく，病態に応じた治療を行うことが，プライマリケア医師から紹介された整形外科・脊椎外科専門医の使命である．

　プライマリケアにおける腰痛診療のトリアージを解説した．腰痛の85％は深刻な原因のない腰痛（Category C）である．この Category C の痛みのメカニズムを解明し，病態に応じた治療を行うことが，プロフェッショナル腰痛治療の基本である．

文献

1) 日本整形外科学会，日本腰痛学会，監修．腰痛診療ガイドライン．東京: 南江堂; 2012．p.26-9．
2) Jha SC, Takata Y, Abe M, et al. High intensity zone in lumbar spine and its correlation with disc degeneration. J Med Invest. 2017; 64: 39-42.
3) Mineta K, Higashino K, Sakai T, et al. Recurrence of type I Modic inflammatory changes in the lumbar spine: effectiveness of intradiscal therapy. Skeletal Radiol. 2014; 43: 1645-9.
4) Sairyo K, Sakai T, Mase Y, et al. Painful lumbar spondylolysis among pediatric sports players: a pilot MRI study. Arch Orthop Trauma Surg. 2011; 131: 1485-9.
5) 日本整形外科学会，日本腰痛学会，監修．腰痛診療ガイドライン．東京: 南江堂; 2012．p.30-6．

〈西良浩一〉

Ⅱ. 腰痛の発生源を見極める

3 若年者（アスリートを含む）の腰痛の原因究明

✓ 1. 若年者（アスリート）の腰痛の特徴

KEY NOTE 1

- Category C の腰痛は疼痛誘発動作や圧痛点から総合的に病態を推定する！

　若年者の腰痛の多くは，トリアージ分類の Category C（Ⅰ-3. 腰痛診療のストラテジーを参照）に含まれる筋・筋膜性腰痛，椎間関節性腰痛，仙腸関節性腰痛，椎間板性腰痛が主な病態になる．脊柱に加齢性の変形性変化が生じていない若年者の腰痛の原因を画像所見でとらえることは困難であるため，詳細な問診，脊柱所見，圧痛部位や疼痛誘発動作などの所見を集めて総合的に判断する必要がある．また若年者に限らず，かつて非特異的腰痛と呼ばれた，画像所見を認めない腰痛の病態推定とも同じプロセスであるため，アスリートのみならず一般の腰痛者の診療にも用いられる．本項では腰椎，骨盤に何らかの物理的負荷が加わることによって発生する腰痛について，その発生メカニズムと評価・診断方法を推察も含めながら紹介する．

　若年者やアスリートの腰痛は画像所見で確定診断が得られることは少なく，"状況証拠"としての問診，脊柱所見，圧痛点，ブロック注射所見など

から病態を推定し，その病態に最も適した運動療法を指示・指導・実践させ，その疼痛軽減効果をもって最終評価に至ることが多い．アスリートに対する対処のみならず，一般の腰痛者に対しても除痛のためのさまざまな薬物を用いる前に，運動療法を行い，治療効果を得ながら，その効果によって病態を推定するという長期プロセスで腰痛患者と接していくことが求められる．

2. 腰痛の発生メカニズム

KEY NOTE 2

- Category C の腰痛は，推定される発生メカニズムに即したアスレティックリハビリテーションを指導する！

1. 椎間関節性腰痛，椎弓疲労骨折，棘突起インピンジメント障害

発生メカニズム

スポーツ活動や日常生活動作において腰椎伸展動作を繰り返すことによって腰椎椎間関節に負荷が加わり，関節障害として腰痛を発症する．また骨が未成熟な成長期であれば椎弓腹側に疲労骨折が生じ，背側に進展し椎弓の連続性が断たれることによって分離症となる．また比較的まれな病態として，伸展挙動によって隣接する棘突起どうしが接触しインピンジメント障害として腰痛を発症する［図1］．身体を伸展させる際に，骨盤の後傾挙動や胸椎・上位腰椎の伸展可動性が制限されていると，下位腰椎に伸展挙動が集中するヒンジ状の動きとなる．このためハムストリングスのタイトネス，腸腰筋のタイトネスによる股関節伸展可動性の低下，胸椎・胸郭の伸展可動性低下，上肢挙上位での動作においては肩甲帯の可動性低下が発症のリスクファクターとなる．また体幹深部筋の機能が低下することによっても下位腰椎に伸展挙動が集中する．

評価・診断方法

問診にて疼痛誘発肢位や動作を聴取し，伸展や回旋動作によって生じる

Ⅱ 腰痛の発生源を見極める

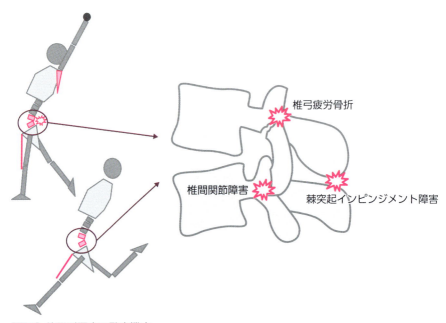

[図1] 伸展型腰痛の発症機序
腰椎伸展動作時にハムストリングスのタイトネスによる骨盤後傾可動性の低下，胸椎胸郭下位腰椎の可動性低下や体幹安定性機能の低下によって局所的な伸展挙動が生じ，繰り返されることによって，椎間関節障害，椎弓疲労骨折（分離症），棘突起インピンジメント障害を引き起こす．

場合は本障害を疑う．脊柱所見としては腰椎の伸展時痛と伸展可動性の制限を認める．また片側の椎間関節障害や椎弓疲労骨折の場合は障害側に斜め後ろに伸展させる（Kemp手技）ことによって障害部位への負荷が加えられ腰痛が再現される．もし伸展時痛を呈し，Kemp手技によって腰痛が再現されない時には棘突起インピンジメント障害も疑う．ついで，腹臥位にて腰椎の圧痛点を確認する．障害分節の棘突起を圧迫することによって疼痛が再現される．たとえばL4/5の椎間関節障害やL5椎弓疲労骨折の場合にはL4とL5の棘突起の圧迫によって障害部位に負荷が加わり腰痛が再現される．また椎間関節障害や椎弓疲労骨折であれば傍正中に圧痛を有し，棘突起インピンジメント障害の場合には棘突起間に限局する圧痛点を認める．これらの圧痛は障害部位を空間的に特定するために必須の診察所見であるため，腰痛者を診る際には必ず実施する．

腰椎椎弓疲労骨折（分離症）は初期に適切に対処することで癒合治癒が期待されるため，早期に適切にその病期を診断する必要がある．MRI-

STIR画像は疲労骨折の初期の骨内浮腫を描出するため早期診断に有用である．しかし，成長期の椎弓にどの程度の高信号変化を生じると実際に疲労骨折に至るのかは不明瞭であるため，きわめて鋭敏なMRI所見のみで評価することは慎み，症状や身体所見と併せて病態を評価し，適切に対処することが求められる．また椎間関節障害や棘突起インピンジメント障害によって障害局所に炎症を生じることで，MRI-STIR画像によって高信号変化を呈することがあるが，false positiveな所見も疑われるため症状と併せた総合的な判断が必要となる．

椎間関節障害や棘突起インピンジメント障害の確定診断には，障害推定部位へのブロック注射による疼痛軽減効果によって判断する．

伸展型腰痛に対する対処としては障害部位への負荷を減ずるための身体機能改善を目的としたアスレティックリハビリテーションが行われ，その詳細についてはⅣ-2．腰痛予防のための運動療法に詳述される．

2．椎間板性腰痛

発生メカニズム

椎間板は遺伝的因子を背景に加齢やさまざまな物理的・化学的因子によって変性し，衝撃吸収能力の低下によって線維輪に過大な負荷が加わることで微細損傷を生じる．この微細損傷部位の修復機転として神経・血管が侵入し，有痛性の肉芽が形成され，椎間板内圧の上昇に伴って刺激されることで椎間板性腰痛を発症すると考えられる．この有痛性の肉芽がMRI-STIR画像によって局所的な高信号領域（high intensity zone: HIZ）として描出される．椎間板内圧が上昇する身体挙動としては前屈動作，しゃがみ込み動作，骨盤後傾位での座位，くしゃみ，いきみなどが挙げられ，これらの誘発動作で増強する腰痛は椎間板性腰痛を疑う．

椎間板内圧が上昇する身体挙動として，前屈動作やスクワットなどのしゃがみ込み動作が挙げられ，この際にハムストリングスのタイトネスや股関節の屈曲可動性の低下によって骨盤の前傾挙動が妨げられると，下位腰椎に前屈挙動が集中し，椎間板への軸圧力が高まる［図2］．また体幹深部筋の機能低下によって腰椎柱の安定性が低下することも椎間板内圧上昇の誘引となる．特に多裂筋は腰椎各分節に付着するため，その活動によって腰椎の分節的屈曲挙動による負荷を減ずることが期待されるためその機能低下は椎間板性腰痛のリスクファクターとなる．

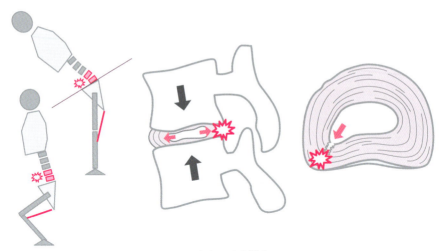

[図2] 屈曲型腰痛の代表である椎間板障害の発症機序

腰椎前屈時やスクワットなどのしゃがみ込み動作において，ハムストリングスのタイトネスや股関節可動性低下などによって骨盤の前傾可動性が低下していると下位腰椎への軸圧負荷が高まり椎間板内圧が上昇し，線維輪の損傷を生じる．損傷部位の修復機転として神経血管が侵入することで，内圧上昇に伴う椎間板性腰痛を惹起するようになる．

評価・診断方法

　椎間板内圧が上昇するエピソードによって発症した場合には本障害を疑う．脊柱所見としては前屈時痛と前屈制限を呈し，その評価は指尖床間距離（FFD）で評価する．伸展時痛を呈することは少ないが，線維輪の損傷部位が後方にあり，伸展動作によって損傷部位が刺激されるような場合には伸展挙動にて疼痛を生じる．圧痛は障害椎間板に隣接する腰椎棘突起に存在し，たとえばL4/5椎間板障害の場合には腹臥位にてL4とL5の棘突起を圧することで，障害部位に負荷が加わり腰痛が再現される．椎間関節障害との鑑別として，傍正中に圧痛がないことや脊柱所見から判断する．

　MRI所見にて椎間板変性を認めることが多いが，変性を伴わずに髄核の後側方移動の所見から線維輪の損傷を疑わせることがある．脊柱所見や圧痛所見と一致する画像所見を認める場合には椎間板性腰痛と診断する．

　ブロック注射による確定診断を行うことが確定診断とされるが，手技が侵襲的であることから，手術適応や手術高位を決める目的以外で実施されることは少ない．

　椎間板性腰痛は損傷部位の修復によっていったん症状が軽減しても，内

圧上昇させる動作を行うことによって再発を繰り返し，最終的には椎間板ヘルニアに進展することが危惧される．そのため，ハムストリングスのストレッチ，股関節屈曲可動性確保，体幹深部筋群の賦活化，大殿筋賦活化が求められる．

3. 仙腸関節障害

発生メカニズム

仙腸関節は前方凸の耳状の形状をもつ軟骨面とその後方で仙骨と腸骨を強固に結合する後仙腸靱帯などによって構成され，その可動性は数度とされている［図3］．仙骨が腸骨に対して前傾する挙動は nutation，後傾する挙動は counter-nutation と呼ばれ，身体の前屈動作時に骨盤に対して脊柱・仙骨が前傾すれば仙腸関節には nutation 負荷が加わり，身体の伸展動作によって脊柱が骨盤に対して後傾することによって仙腸関節には counter-nutation 負荷が加わる．このような負荷の繰り返しによって後仙腸靱帯に微細損傷が生じ，修復機転として有痛性肉芽が形成されるとそ

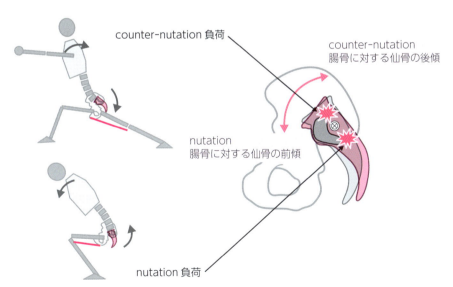

[図3] 仙腸関節障害の発症機序
ランジの姿勢からの伸展動作によって仙腸関節には仙骨が腸骨に対して後傾するcounter-nutation負荷が，しゃがみ込んでの前屈動作によって仙骨は腸骨に対して前傾するnutation負荷が作用する．これらの負荷によって仙骨と腸骨を結合する後仙腸靱帯に微細損傷が生じ，修復過程として有痛性肉芽が形成されると，挙動負荷による刺激によって腰痛を発症する．

の刺激による疼痛が生じることになる．また図3に示すように，下肢を前後開脚しての身体伸展動作や，しゃがみ込んでの前屈動作を行う際には，骨盤が固定された状態での前屈，伸展動作を行うことによって仙腸関節にはより大きな負荷が加わる．実際にアスリートの仙腸関節障害の調査結果ではフェンシングや卓球などの前後開脚を強いられる競技にその頻度が高い．また，仙腸関節障害を好発する状況としては，下位腰椎の固定手術を行い，その隣接関節障害として仙腸関節障害を呈することや，妊娠期，出産後の仙腸関節の弛緩に起因して発症する．

評価・診断方法

腰痛者に疼痛部位を示指で示すように指示することで後上腸骨棘付近を指す場合には本障害を疑う（one finger test）．また関連痛として鼠径部痛や，殿部痛，下肢痛を呈することも多い．仙腸関節への負荷を加えることによる疼痛の再現を診る，Patrick test（股関節開排強制），Gaenslen test（腸骨回旋強制），active SLR test（腸骨回旋強制）などが挙げられるが，先述のように，nutationによって症状が出るタイプ，counter-nutationによって疼痛誘発されるタイプとその両者が混在するため，これらの疼痛誘発テストはその特異度が低い．また前屈時痛と下肢痛を呈する仙腸関節障害でactive SLRが陽性となる症例では椎間板ヘルニアとの鑑別が難しくなる．

脊柱所見としてnutation型であれば前屈時痛を，counter-nutation型であれば伸展時痛を呈するため，脊柱所見のみでは他の病態と仙腸関節障害の鑑別は行えないが，そのタイプを評価することはできる．圧痛は仙腸関節部に認めるが，仙結節靱帯やその付着部，坐骨結節にも認めることが多い．

画像検査によって異常所見を認めることは少ないが，アスリートなどではMRI-STIR画像によって，後仙腸靱帯の高信号変化や仙腸関節の軟骨下骨の浮腫像を認めることがある．

本障害の診断には後仙腸靱帯部へのブロック注射による効果判定が用いられ，治療効果も期待される．

仙腸関節障害は腰痛がいったん軽減しても，日常生活動作によって障害部位が刺激されることによって腰痛を繰り返し，慢性化していく傾向がある．その発症予防対策としては各タイプの疼痛発症機序を理解した運動療

法や日常生活動作の指導などが求められる．またいわゆる骨盤ベルトなどのゴムバンドを用いた仙腸関節の安定化対策も用いられている．運動療法としては仙腸関節を安定させる作用をもつとされる腹横筋や多裂筋の賦活化や，骨盤周囲筋のストレッチが行われる．

　本障害は整形外科医の認知度が低く，いわゆる非特異的腰痛として扱われてきた．代替医療者が表現する"骨盤がずれている"状態は仙腸関節障害を指すことが多いと考えられる．適切な評価と診断によって本障害の治療や適切な対処が整形外科医によって適切に行われることが望まれる．

4．筋・筋膜性腰痛，筋付着部障害

発生メカニズム

　体幹筋群と筋膜は脊柱を支える艫綱とその張力調節機能をもち，その機能によって脊柱の支持や運動が行われている．このため姿勢を保持する際にも張力は生じ，なんらかの運動の際に脊柱の安定した動作を行わせるために体幹筋群は複雑に活動し，特に動作を止める際には遠心性の筋収縮が生じ，筋・筋膜とその付着部には大きな負荷が生じる．

　筋・筋膜に大きな負荷が加わり続けることで，局所的に炎症が生じ，筋・筋膜性の疼痛を生じるようになる．また炎症によって線維化が生じることで硬結を形成したり，筋膜間の滑走性が障害される．このような機序で発生する筋・筋膜由来の疼痛は myofascial pain syndrome（MPS）と呼ばれ，筋・筋膜性腰痛の主因と考えられる．近年普及している超音波画像ガイド下の液体注入による筋膜リリース法はこれらの癒着部位への液体注入によって筋膜間の滑走性を獲得させ，症状改善をみていると推察される．

　また MPS によって，筋・筋膜の力伝達機能が低下し，腰背筋膜の緊張が低下することによって腰椎骨盤安定化機能が低下し，腰椎分節的不安定性や骨盤輪不安定性が生じることで椎間関節障害，椎間板障害や仙腸関節障害の誘引となる［図4～6］．またスポーツ活動などで過大な牽引力が発生することで，肉離れとしての体幹筋損傷や，腸骨や横突起への牽引力の作用によって腸骨稜への付着部障害としての腰痛や，横突起の裂離骨折が生じる．このように筋・筋膜は脊柱を安定させる機能を有するため，その機能障害による脊柱安定性の低下によって他の病態も惹起することになるため，筋・筋膜性腰痛は他の病態と合併することが多い［図4］．

Ⅱ 腰痛の発生源を見極める

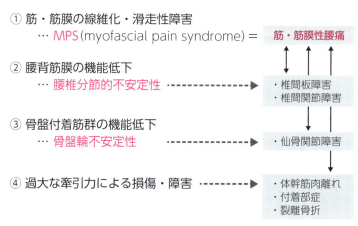

[図4] 筋・筋膜機能低下による腰部障害

筋・筋膜の炎症による線維化や滑走性障害がMPSとして筋・筋膜性腰痛を発症し，腰背筋膜の緊張力低下による腰椎分節的不安定性や骨盤輪不安定性によって椎間板障害，椎間関節障害，仙腸関節障害などを誘発する．さらには過大な筋・筋膜の牽引力によって体幹筋肉離れ，付着部障害，裂離骨折を生ずる．

評価・診断方法

筋・筋膜性腰痛は立ち上がり動作時や姿勢変換の際に腰痛を生じることが多い．脊柱所見として特異的なものはなく，前屈の途中や，障害筋への短縮負荷（右脊柱起立筋が障害部位であれば右Kemp手技時）や伸展負荷（右脊柱起立筋が障害部位であれば左Kemp手技時）によって疼痛が誘発される．圧痛は障害部位に生じ，筋・筋膜性腰痛であれば背部の筋部に，脊柱起立筋の腸骨稜付着部であれば腸骨稜に，体幹筋肉離れであればその損傷部位に圧痛を認める．

画像所見で特異的な所見を得ることは少なく診断的価値はないが，超音波画像診断装置を用いて，筋間の滑走性の低下を評価することが行われており，同部位へのブロック注射や液体注入による疼痛軽減効果によって機能的に評価・診断が行われる．また腸骨の筋付着部障害としての腰痛はアスリートのみならず後弯変形を生じた高齢者にも多く，同部位に圧痛を認める場合には本障害を疑い，ブロック注射を行い評価する．体幹筋の肉離れ障害はMRI-STIR画像によって高信号領域が描出されることで確定診断される．

これらの筋・筋膜由来の障害に対しては各種物理療法，NSAIDs，湿布薬，鍼灸，按摩，マッサージなどの介入が有効であり，代替医療としても

3 若年者（アスリートを含む）の腰痛の原因究明

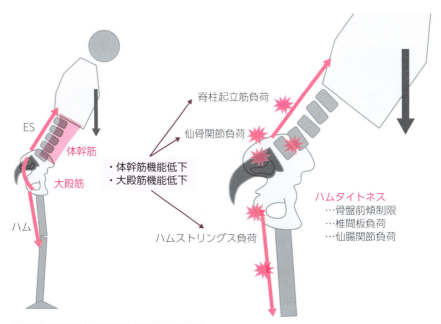

[図 5] 矢状面上での身体各部位の安定性
左：重量物を持ち上げる際に脊柱起立筋，腰背筋膜，大殿筋，ハムストリングスなどの背部の筋・筋膜が適切に緊張し身体を安定させる．
右：体幹筋や大殿筋の機能低下によって筋・筋膜の緊張が不適切になると，腰椎不安定性から椎間板障害，骨盤不安定性から仙腸関節障害を生じ，脊柱起立筋への過活動によって筋・筋膜性腰痛，腸骨付着部障害を誘発する．またハムストリングスのタイトネスはこれらの障害発生を助長し，その過緊張によっては肉離れや付着部障害としての坐骨部痛を生じる．

普及しているが，障害発生の原因への対処方法としては，障害された筋の過緊張を減ずるための motor control 指導が求められる．

☑ 3. 腰部障害と他の運動器障害との関連性

KEY NOTE 3

- 腰部障害の発生メカニズムを推定し，最も適したアスレティックリハビリテーションを処方しよう！

身体の各部位は筋・筋膜を介して連結しており，ある部位の機能障害は

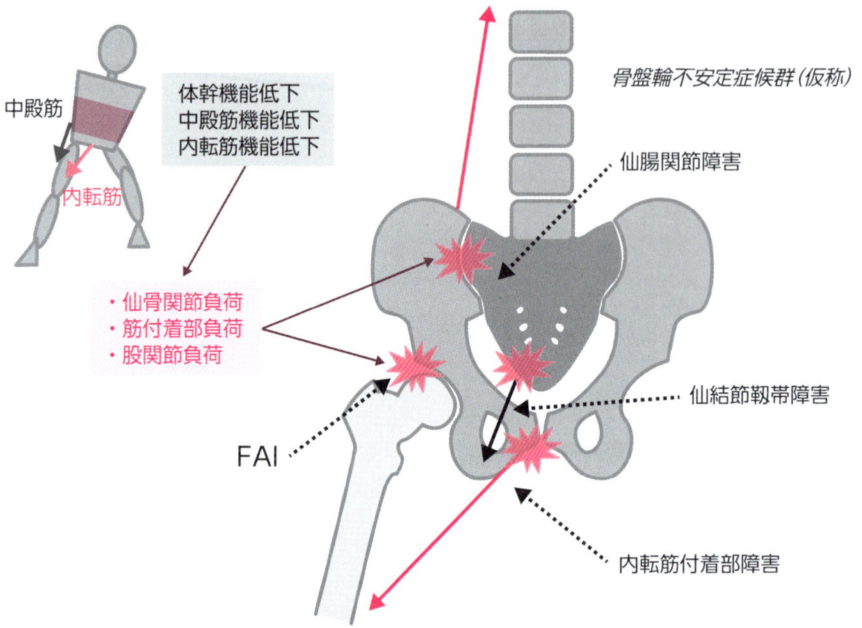

Ⅱ 腰痛の発生源を見極める

[図6] 冠状面上での身体各部位の安定性

サイドステップをする際には体幹筋，中殿筋，内転筋の適切な活動タイミングが求められる．これらが障害されると，仙腸関節への負荷，筋付着部への負荷，股関節への負荷が増し，障害発生へと至る．これらの同一機序によって発生する障害を骨盤輪不安定症候群ととらえると，アスレティックリハビリテーションを考案しやすい．

他の部位の不調を招くことがある．これらのことを理解することによって運動器障害の発生メカニズムを推定し，その発生原因に対する対処方法を考案することができると考え，ここに私見を交えて紹介する．

1. 矢状面上でのmotor control不全による運動器障害 [図5]

デッドリフトや床のものを持ち上げる動作を行う際には腰背部の筋・筋膜，大殿筋，ハムストリングスの活動が必要となる．その際に体幹深部筋の活動性低下による腰椎不安定性や大殿筋の機能低下によって，脊柱起立筋への負荷が増加し筋・筋膜性腰痛や筋付着部障害が発生する．またハムストリングスのタイトネスなどによる骨盤前傾可動性が低下すると椎間板への軸圧力の増加による椎間板障害が生じ，仙腸関節へのnutation負荷も増加して仙腸関節障害を惹起する．また同時にハムストリングスへの張

力が高まるためハムストリングスの肉離れや付着部障害としての坐骨部痛を呈する．

これらの障害は同一の要因から発生していると考えられるため，お互いに合併したり，続発して発症することがある．また対処方法は同一であるため体幹深部筋群や大殿筋の賦活化がその根本的な対処方法としてのアスレティックリハビリテーションとなる．

2. 冠状面上での motor control 不全による運動器障害 [図 5]

スポーツ活動で頻回に用いられるサイドステップなどの動作を行う際に体幹筋機能，中殿筋機能や内転筋機能の低下によって骨盤輪が不安定となり，仙腸関節への負荷が増すことによって仙腸関節障害を発症し，仙腸関節を安定させるための構造的安定機構である仙結節靱帯への負荷が増すことでその付着部障害を生じる．また機能的安定化機能としての内転筋群への負荷も増すことで内転筋付着部障害を発症する．さらに，これらの安定化機能が破綻し，股関節外側縁へのインピンジメント負荷が生じることによって femoroacetabular impingement（FAI）が生じ，その繰り返しによって股関節唇損傷へと進展する．これらの発症には性差や遺伝的要素も関与するため，同様の負荷が加わったとしても骨盤輪の弛緩性を有することが多い女性では仙腸関節障害を，骨盤輪が強固な男性では付着部障害としてのグロインペインがより多く発生すると考えられる．実際に，サッカー選手では男性にはグロインペインの発症が多く，女性では仙腸関節障害の発症が多いことを経験しこの仮説を支持すると考える．

〈金岡恒治〉

II. 腰痛の発生源を見極める

中高年の腰痛の原因究明

　プロフェショナル腰痛診断では，画像病名や症状病名にとらわれてはいけない．特に「非特異的腰痛」という病名は避けていただきたい．つまり，腰痛患者の前で，X線画像をみて「腰椎変性性側弯症」ですね，とか，「腰椎変性性すべり症」ですね，と言うのは画像の診断であり，腰痛の病態を示さない．また，症状病名の代表例は「根性坐骨神経痛」である．坐骨神経領域の痛みという情報以外何もない．できる限り，症状の源がわかるような病名を考えるべきである．また，プライマリケア診療時，画像診断前で評価した「非特異的腰痛」を最終病名とすべきではない．整形外科医ならば症状を発現している病態に応じた病名を考えるべきである．

1. 問診から画像診断

KEY NOTE 1

- 中高年では，red flags に要注意である．

　中高年では，癌年齢にも重なる．また，糖尿病などの内科的合併症が始まる年齢でもある．したがって，つねに癌転移や脊椎感染などの red flags

には注意を払わねばならない．Red flags 腰痛の場合には，緊急的に検査を進め確定診断に応じた治療を行う．中高齢では腰部脊柱管狭窄症も始まる時期であり，下肢症状を伴う頻度も増えてくる．家庭を支える働き盛りの年齢層であり，社会的にも貢献度の高い年齢層である．診断の遅れで後遺症を残してはならない．症状が Category C だからといって，確定診断も行わず保存療法にこだわるべきではない．MRI はルーチーンに行う画像診断法であり，確定診断をつける必要がある．しかも，55 歳以上は red flags なので，緊急的に診断を進める年齢層でもある．

2. 下肢症状の診断

KEY NOTE 2

- 下肢症状があれば特異的腰痛であり，画像検査を急ぐ！

下肢症状がある場合には，根性坐骨神経痛のような症状の病名ではなく，下に挙げるような，症状の原因となっている病名を考える．病態の理解には MRI により神経の圧迫原因を解明する．多くは，腰部脊柱管狭窄症である．腰部脊柱管狭窄症は，次の3つのタイプに分かれる．中心性狭窄，外側狭部狭窄，椎間孔狭窄である［図1］．中心性狭窄では馬尾症状を

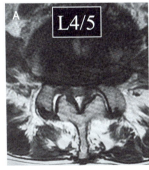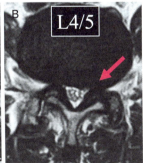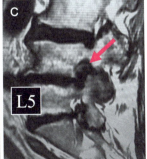

［図1］腰部脊柱管狭窄症
A: 中心性狭窄，B: 外側狭部狭窄，C: 椎間孔狭窄

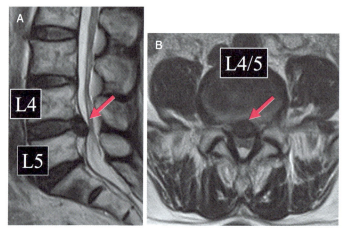

[図2] 87歳男性，高齢者腰椎椎間板ヘルニア
A: T2 MRI sagittal，B: T2 MRI axial

きたすことがあり，確定診断に伴う治療が重要である．特に，gait on toe，アキレス腱反射消失・減弱，足底のしびれがある場合は馬尾症候群のサインであり，要注意である．椎間孔狭窄では時に診断に難渋する．障害神経レベルが異なるからである．障害神経根を診察所見で考え，画像に照らし合わせると，診断につながりやすい．高齢者でも椎間板ヘルニアによる下肢痛や神経症状を呈することもある[図2]．疼痛が比較的急性発症の場合あるいはSLRTが陽性の場合にはヘルニアを疑う．

　これらが下肢症状を呈する二大疾患であるが，中高齢では脊髄腫瘍，転移性脊椎腫瘍，靱帯骨化症なども合併するため，MRIにて調査する．特に，下位胸椎レベルに生じる黄色靱帯骨化症は，下肢のしびれ，筋力低下，間欠性跛行など，腰部脊柱管狭窄症に類似の症状を呈するため，鑑別に注意する．図3は胸椎黄色靱帯骨化症症例である．10年間の下肢痛＆しびれとfoot dropで経過観察されていた．多くの整形外科を受診したが，診断は腰部脊柱管狭窄症であった．胸椎除圧・固定にて痛みは消失し，しびれと筋力低下が改善した．

4 中高年の腰痛の原因究明

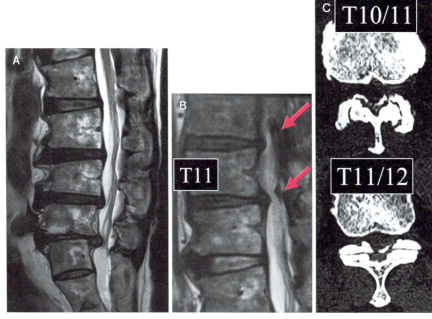

[図3] 76歳男性，胸椎黄色靱帯骨化症
A: 腰椎 MRI，B: 胸椎 MRI，C: 胸椎 CT

3. 腰痛の診断

KEY NOTE 3

- Category C の病態も，現在の画像診断では同定可能の時代である．

　痛みの誘発状態により，屈曲時痛と伸展時痛に分けて考える．屈曲時痛では回転中心より前方の障害が考えられる．つまり，椎体，終板，椎間板中心の障害である．伸展時痛では，回転中心より後方の障害，すなわち脊柱管，椎間関節，分離部（存在すれば）の障害である．MRI，特に STIR-MRI にて痛みを発している可能性が高い部分を見出すことが重要となる．痛みの源，pain generator を考えた場合，下記の病名に集約される．

屈曲時痛
　　骨粗鬆症（圧迫骨折）
　　腰椎椎間板ヘルニア
　　腰椎椎間板症（high intensity zone も含む）
　　Type 1 Modic change
伸展時痛
　　腰部脊柱管狭窄症
　　腰椎分離症
　　椎間関節炎

　たとえば，60 歳女性，腰痛，下肢痛が主訴で来院したと仮定する．画像上，腰椎変性すべり症が明白である．しかしながら，病名は病態に従って考える方がよい．つまり，腰痛の原因としては椎間関節炎，下肢症状は腰部脊柱管狭窄症などと，分けて考える方がよい．なぜなら，症状を治すのが治療であり，画像を治すのではないからである．変性性側弯症も同様である．腰痛と下肢痛がみられれば，病名としては，腰痛の原因は Type 1 Modic change が多く，下肢症状は椎間孔狭窄である．症状発現の病態を病名とすれば治療の道筋がみえてくる．これが，プロフェッショナル腰痛診療のストラテジーである．

　中高年の腰痛について解説した．変性性変化が現れる年齢層である．また，転移性脊椎腫瘍，脊椎感染などの red flags も念頭に置かなければならない年代である．その上で，病名としては，「変性性すべり症」や「変性性側弯症」といった画像病名，「根性坐骨神経痛」といった症状病名，「非特異的腰痛」といった画像診断前病名は，極力避けることが整形外科医には望まれる．病態に応じた病名を考えると，自ずと治療のストラテジーがみえてくる．

〈西良浩一〉

Ⅲ. 腰痛をどう治す？

1 患者への説明と指導（ムンテラ）

　腰痛患者に説明・指導をする際に，医療従事者が認識しておくべき情報を，以下に簡潔にまとめる．

1. 患者への説明

KEY NOTE 1

・科学的根拠に基づいた知識と説明を！

　腰痛は，ある一点において約20％の人々が，1カ月間では約30％の人々が，1年間では約40％の人々が，一生を通じておよそ40％の人が経験すると言われている[1]．先進国では，この比率は80％まで上昇する．男女差はないとされているが，男性に比べて女性では，骨粗鬆症をはじめ生理痛や妊娠による腰痛などが加わることから，女性の方が腰痛を訴えやすいと考えられる．ちなみに妊娠中に70％の女性が腰痛を訴えると言われている．

　腰痛の原因としては，腰椎椎間板ヘルニア，腰椎圧迫骨折など画像所見と症状が一致するものもあれば，画像所見と症状が一致しないものもあ

る．腰痛は医療機関を訪れる最も多い理由の1つであるが，その多くは2～3週間程度で自然に消えることも多い．腰痛診療ガイドラインには，重篤な脊椎疾患の存在や神経症状を伴っている場合，一定の期間（4～6週間）の保存治療でも改善が得られない際には，X線写真やMRIなどの画像検査を進めていくことが推奨されている[2]．著者らの発育期の腰痛患者に絞った研究結果においては，腰痛が2週間以上続いた場合，そのほぼ半分は腰椎分離症（疲労骨折）であったことから[3]，発育期の子供では2週間以上腰痛が続いた場合には，腰椎分離症（疲労骨折）を念頭に置いた精査が必要と考えられる．

Red flagと呼ばれる徴候（いわゆる危険信号）（Ⅱ-2．腰痛診療のトリアージ 1．Red flagsを参照）がある場合には，重篤な疾患が隠れている可能性があるので注意を要する．重篤な疾患としては，がんの骨転移を含む腫瘍性病変，脊椎感染症，大動脈瘤などの血管性病変，また内臓疾患などが挙げられ，いずれも致死性の場合もあり，注意を要する．

腰痛が3カ月以上継続した場合，慢性腰痛という．慢性腰痛では不安やストレスなどの心因的因子の関与が大きいとされている．慢性に持続する疼痛を症状としてではなく，1つの疾患として定義すべきではないかとの意見もある．つまり急性腰痛が治らないのが慢性腰痛ではない，という捉え方である．

☑ 2. 患者への指導

KEY NOTE 2

- わかりやすく，覚えやすい指導を！

何か疾患が同定された場合には，各疾患に合わせた治療が必要となるが，基本的に腰痛の予後は，「体の活動性を維持し，運動を行い，あまり休まずに仕事を続けるように」という明確なアドバイスを受けると，改善するとされている[4,5]．安静は必ずしも有効な治療法とは言えず，急性腰痛に対して痛みに応じた活動性維持は，ベッド上安静よりも疼痛を軽減し，機

能の回復にも有効であることが，科学的にも証明されている[6]．

　運動療法は，慢性腰痛に対する有効性には高いエビデンスがあるとされているが[7,8]，長期的な効果は明らかではない．また現時点では，腰痛に対する至適な運動の種類・頻度・強度・期間などは明らかになっていない．ただし，運動療法は理学療法士などの管理下で行うことで運動のコンプライアンスがよく，長期成績がよい[9]．

　原因となる疾患はさまざまであるが，基本となる指導（リハビリテーションとしての）は，著者らの場合，Gray Cook & Michael Boyle の提唱する Joint-by-Joint approach に基づき指導している[10]．簡単に言えば，腰部を守るためには，隣接する股関節あるいは胸郭の柔軟性（mobility）を増やすことにより，腰部の代償性の動きを減らし，逆に腰部には安定性（stability）を求めて体幹筋力を増強するトレーニングを勧めている．著者らのグループでは，特に発育期のスポーツ関連の腰痛患者を診察する機会が多く，そのような場合には治療後に再発する場合も多く，その背景には腰痛の原因となる疾患を引き起こす何らかの身体特性が存在すると思われる[11,12]．つまり再発を防ぐためには，何らかの肉体改造が必要と考えられる．そういった観点からも腰痛疾患のための運動療法は有意義であろう．

📖 文献

1) Hoy D, Bain C, Williams G, et al. A systematic review of the global prevalence of low back pain. Arthritis Rheum. 2012; 64: 2028-37.
2) 日本整形外科学会，日本腰痛学会，監修．腰痛診療ガイドライン 2012．東京: 南江堂; 2012.
3) Nitta A, Sakai T, Goda Y, et al. Prevalence of symptomatic lumbar spondylolysis in pediatric patients. Orthopedics. 2016; 39: e434-7.
4) Buchbinder R, Jolley D, Wyatt M. 2001 Volvo Award Winner in Clinical Studies: Effects of a media campaign on back pain beliefs and its potential influence on management of low back pain in general practice. Spine (Phila Pa 1976). 2001; 26: 2535-42.
5) Burton AK, Waddell G, Tillotson KM, et al. Information and advice to patients with back pain can have a positive effect. A randomized controlled trial of a novel educational booklet in primary care. Spine (Phila Pa 1976). 1999; 24: 2484-91.
6) Hagen KB, Jamtvedt G, Hilde G, et al. The updated cochrane review of bed rest for low back pain and sciatica. Spine (Phila Pa 1976). 2005; 30: 542-6.

7) Weiner DK, Perera S, Rudy TE, et al. Efficacy of percutaneous electrical nerve stimulation and therapeutic exercise for older adults with chronic low back pain: a randomized controlled trial. Pain. 2008; 140: 344-57.
8) Chou R, Qaseem A, Snow V, et al; Clinical Efficacy Assessment Subcommittee of the American College of Physicians; American College of Physicians; American Pain Society Low Back Pain Guidelines Panel. Diagnosis and treatment of low back pain: a joint clinical practice guideline from the American College of Physicians and the American Pain Society. Ann Intern Med. 2007; 147: 478-91.
9) Liddle SD, Baxter GD, Gracey JH. Exercise and chronic low back pain: what works? Pain. 2004; 107: 176-90.
10) Cook G. 付録 1 関節別アプローチの概念. In: Cook G（中丸宏二, 他監訳）. ムーブメント―ファンクショナルムーブメントシステム: 動作のスクリーニング, アセスメント, 修正ストラテジー. 東京: ナップ; 2014. p.308-17.
11) Iwaki K, Sakai T, Hatayama D, et al. Physical features of pediatric patients with lumbar spondylolysis and effectiveness of rehabilitation. J Med Invest. In press.
12) Sato M, Mase Y, Sairyo K. Active stretching for lower extremity muscle tightness in pediatric patients with lumbar spondylolysis. J Med Invest. 2017; 64: 136-9.

〈酒井紀典〉

III. 腰痛をどう治す?

2 薬物療法の方針と実際

1. 腰痛に対する薬物療法の基本知識

KEY NOTE 1

- 症状に見合った薬物を!

「腰痛診療ガイドライン 2012」の推奨度から紹介すると[1], 第一選択薬は急性・慢性腰痛ともに, 非ステロイド性抗炎症薬 (non-steroidal anti-inflammatory drugs: NSAIDs), アセトアミノフェンが推奨されている. 第二選択薬は急性腰痛に対しては筋弛緩薬が推奨され, 慢性腰痛に対しては抗不安薬, 抗うつ薬, 筋弛緩薬, オピオイドが推奨されている.

白土[2]は,「腰痛診療ガイドライン 2012」発刊後に, 新たな薬剤が何種類か登場し, 新たなエビデンスの報告もあることなどから, 今後追加記載・改訂していくべき, と述べている. 腰痛に限らず, どのような疾患に対しても, その時代背景の影響をうけるが, 特に薬物療法に関しては, 身体に及ぼす影響を考えると, つねに知識を update していくことが重要である.

また, 前記のようにガイドラインで薬物は推奨されているものの, 実際の臨床現場では, 個々の患者の病態を把握した上で, 薬物は選択するべき

である．そのため，痛みの評価が重要となる．痛み（疼痛）は発生機序から考えると，痛みは侵害受容性（疼痛）と神経障害性（疼痛）の2つに大きく分けられる．また，これらの両方が関与する場合も少なくない．以下に簡単に述べる．

1. 侵害受容性疼痛

侵害受容性疼痛とは，身体における各組織の損傷や炎症あるいは腫瘍などの病変により，末梢神経の自由神経終末（侵害受容器）が侵害刺激を受けたために起こる疼痛である．

2. 神経障害性疼痛

神経障害性疼痛とは，末梢神経や中枢神経の損傷や障害によって生じる疼痛である．腰椎椎間板ヘルニアや腰部脊柱管狭窄症などによる下肢痛がこれにあてはまる．腰痛に加えて，神経症状がみられた際には以下のような処方を考慮する．日本ペインクリニック学会が発表した「神経障害性疼痛薬物治療ガイドライン改訂第2版」を参照すると[3]，第一選択薬としては三環系抗うつ薬，抗痙攣薬であるカルシウム$\alpha 2\delta$リガンド（プレガバリン，ガバペンチン），抗うつ薬であるセロトニン・ノルアドレナリン再取り込み阻害薬（SNRI）が挙げられ，第二選択薬としてはトラマドールなどが挙げられている．

☑ 2. 腰痛に対する第一選択薬について

KEY NOTE 2

- NSAIDsは効果があるが，副作用に注意！

1. 腰痛に対するNSAIDsの使用について

NSAIDsは鎮痛・解熱・抗炎症作用をもつ，ステロイド以外の薬剤を指す．アラキドン酸カスケードのシクロオキシゲナーゼ（COX）の活性を阻

害することで，アラキドン酸からのプロスタグランジン類の合成を抑制する．特にプロスタグランジンE2（PGE2）は起炎物質・発痛増強物質であり，NSAIDsは主にPGE2の合成抑制によって鎮痛・解熱・抗炎症作用を発揮する．

NSAIDsは，現在本邦における腰痛患者に対して，最も使用されている薬剤であり，急性・慢性いずれの腰痛にも効果があるとされている．非選択的NSAIDsは上記アラキドン酸カスケードのCOXのCOX-1，COX-2のいずれの活性も阻害するため，胃潰瘍・消化管出血あるいは腎障害などの副作用に注意する必要がある．一方，COX-2選択的阻害薬は，同等の鎮痛効果がある上，上部消化管症状などの報告は少ないとされる[4]．よって，胃潰瘍の既往歴をもつ患者や長期処方が必要となる患者などでは，COX-2選択的阻害薬の処方が望ましい．

2. 腰痛に対するアセトアミノフェンの使用について

アセトアミノフェンの作用機序は，中枢神経におけるCOX阻害と考えられているが，詳細な機序はいまだ解明されていない．鎮痛・解熱作用を有し，NSAIDsと同様にCOX阻害作用をもつが，その作用は弱く，抗炎症作用はほとんどない．そのためアセトアミノフェンはNSAIDsには分類されていない．NSAIDsよりも若干効果が弱いものの[5]，通常量での重篤な有害事象はまれである．

3. 腰痛に対する第二選択薬について

KEY NOTE 3

- 症状に見合った選択が重要．

1. 腰痛に対する筋弛緩薬の使用について

急性腰痛に対する第二選択薬として，筋弛緩薬が挙げられる．筋弛緩薬は，中枢神経に作用するもの（中枢性）と，末梢で神経筋接合部に作用す

るもの（末梢性）とがあり，前者は脊髄や脳幹に作用し骨格筋の弛緩を起こし，筋弛緩作用は強くなく，筋肉のコリ・緊張を和らげる．後者は完全に筋が麻痺する強い作用を有しており，主として全身麻酔時に用いられる．エビデンスの高い薬剤は末梢性であるが，通常本邦では使用されない．

本邦で腰痛に対して処方される筋弛緩薬とは，主に前者の中枢性筋弛緩薬に属するものであり，脊髄における多シナプス反射，単シナプス反射を抑制し筋弛緩を起こすことが主な作用機序である．

2. 腰痛に対する抗不安薬の使用について

ベンゾジアゼピン系の抗不安薬はトランキライザー（精神安定剤）と呼ばれ，急性腰痛に対しては一定の見解はないが，慢性腰痛に関してはtetrazepam（本邦非承認）で疼痛緩和の効果が報告されている[6]．2週間を超える使用は，離脱症状とリバウンド症状の危険性がある．

非ベンゾジアゼピン系では，急性腰痛に関しては疼痛緩和や患者による全般的評価で効果があると認められているが，慢性腰痛に関しては相反する報告がされている．これまでのいずれの報告においても高率に眠気やふらつきの副作用が認められている．

3. 腰痛に対する抗うつ薬の使用について

抗うつ薬は三環系抗うつ薬が代表的であるが，近年は選択的セロトニン再取り込み阻害薬（SSRI）やセロトニン・ノルアドレナリン再取り込み阻害薬（SNRI）さらにノルアドレナリン・セロトニン作動性抗うつ薬（NaSSA）などが慢性腰痛に使用されてきている．

（1）三環系抗うつ薬について

主な鎮痛機序は中枢神経系のセロトニン・ノルアドレナリン再取り込み阻害作用を介した下行疼痛抑制系の活性化である．鎮痛効果の発現は，通常の抗うつ作用が発現するよりも早く，低用量で鎮痛効果が認められる．

（2）SNRI（セロトニン・ノルアドレナリン再取り込み阻害薬）について

セロトニンおよびノルアドレナリンの再取り込みを阻害し，シナプス間隙でのセロトニン，ノルアドレナリン濃度を増加させることにより，下行疼痛抑制系を賦活し，鎮痛作用を発揮すると考えられている．

SNRIの中で，デュロキセチンは以前より海外では，少量にて慢性腰痛に対する効果が示されていた．また，国内でも長期間にわたる鎮痛効果が認められたため，2016年3月に慢性腰痛症に伴う疼痛への適用が追加された．

4. 腰痛に対するオピオイドの使用について

　オピオイドとは「中枢神経や末梢神経に存在する特異的受容体（オピオイド受容体）への結合を介して，モルヒネに類似した作用を示す物質の総称」で，植物由来の天然のオピオイド，化学的に合成・半合成されたオピオイド，体内で産生される内因性オピオイドがある．作用機序は，下行疼痛抑制系の賦活化と上行性痛覚情報伝達の抑制であり，オピオイドは侵害受容性疼痛および神経障害性疼痛のいずれにも効果を発揮する．

　非癌性慢性腰痛への適応拡大が行われ，腰痛治療に使用可能となった．弱オピオイドは依存性が少なく，侵害受容性および神経障害性腰痛の両方に有効とされるが，嘔気・便秘・めまいなどの副作用に注意して使用すべきである．強オピオイドは，時に副作用は依存性の問題を含め，重篤となる場合もあり，注意を要する．

　現在，慢性疼痛としての腰痛に対し，弱オピオイドとしては，トラマドール，トラマドール/アセトアミノフェン配合剤，コデイン，ブプレノルフェン貼付剤が，強オピオイドとしては，モルヒネ，フェンタニル貼付剤が使用可能である．

（1）弱オピオイド
①トラマドールについて

　トラマドールは弱オピオイドであり，作用機序としては，オピオイド受容体アゴニストとして，また抗うつ薬のようなノルアドレナリン・セロトニン再取り込み阻害作用によって，鎮痛効果を発揮する．

②コデインについて

　弱オピオイドに分類される．コデインは生体内で代謝されモルヒネとなることで鎮痛効果を発揮する．鎮痛効果はモルヒネの1/6である．疼痛時における鎮痛に対して，厚生労働省において認可されているが，1％製剤と10％製剤があり，「麻薬及び向精神薬取締法」と「薬事法」上では，1％

製剤は全く規制のない薬物に，10％製剤は医療用麻薬に分類されるため，その処方には十分注意を要する．

③ブプレノルフィンについて

本邦では慢性疼痛に対する貼付剤として，ノルスパンテープ®が使用可能である．オピオイド受容体に高い親和性を示す．

(2) 強オピオイド

①フェンタニルについて

フェンタニルは，主に麻酔や鎮痛，疼痛緩和の目的で使用される合成オピオイドである．非オピオイド，弱オピオイド鎮痛薬で治療困難な中等度から高度の慢性疼痛に対して，貼付剤が使用可能となっている．他のオピオイド鎮痛薬で効果が不十分，あるいは副作用のために増量が困難な場合に切り替えて使用する[7]．

②モルヒネについて

慢性痛にはモルヒネ塩酸塩錠，モルヒネ塩酸塩水和物末のみ適応がある．他のオピオイド鎮痛薬で効果不十分，あるいは副作用のために増量が困難な場合に切り替えて使用する．

5. 腰痛に対する抗けいれん薬/抗てんかん薬の使用について

プレガバリンとガバペンチンはγ-アミノ酪酸（GABA）と類似の構造をもつが，GABA受容体に対する作用はなく，神経における電位依存性Ca^{2+}チャネルの$\alpha 2\delta$サブユニットに結合する．その結果として，神経内へのCa^{2+}の流入を抑制することで痛みの伝達物質の放出を低下させる．このことにより痛み信号の伝導を抑制し，鎮痛効果を発揮する．

📖 文献

1) 日本整形外科学会，日本腰痛学会，監修．腰痛診療ガイドライン2012．東京: 南江堂; 2012.
2) 白土 修．腰痛診療ガイドライン2012—その功罪および今後の課題と展望—. Bone Joint Nerve. 2016; 6: 715-21.
3) 日本ペインクリニック学会，神経障害性疼痛薬物療法ガイドライン改訂版作成ワーキンググループ，編．神経障害性疼痛薬物治療ガイドライン改訂第2版．東

京: 真興交易医書出版部; 2016.
4) van Tulder MW, Koes B, Malmivaara A. Outcome of non-invasive treatment modalities on back pain: an evidence-based review. Eur Spine J. 2006; 15 Suppl 1: S64-81.
5) Chou R, Huffman LH; American Pain Society; American College of Physicians. Medications for acute and chronic low back pain: a review of the evidence for an American Pain Society/American College of Physicians clinical practice guideline. Ann Intern Med. 2007; 147: 505-14.
6) Schnitzer TJ, Ferraro A, Hunsche E, et al. A comprehensive review of clinical trials on the efficacy and safety of drugs for the treatment of low back pain. J Pain Symptom Manage. 2004; 28: 72-95.
7) 医療用麻薬適正使用ガイダンス．がん疼痛及び慢性疾患治療における医療用麻薬の使用と管理のガイダンス．厚生労働省医薬・生活衛生局　監視指導・麻薬対策課．2017.

〈酒井紀典〉

III. 腰痛をどう治す？

3 理学療法の方針と実際
―運動療法，物理療法

✓ 1. 腰痛治療のエビデンス

KEY NOTE 1

- 慢性腰痛には運動療法が有効！
- 有効な運動療法を行うためには，腰痛を病態分けする必要がある！

腰痛に対して従来からさまざまな治療法が行われており，多くの研究成果が報告されている．その中で本邦の腰痛診療ガイドライン[1]によると，慢性腰痛にエビデンスを示す治療法は「**運動療法**」と「**認知行動療法**」であることが示されている．さらに，米国内科学会が 2017 年に発表した腰痛ガイドライン[2][表 1]において，急性腰痛には温熱療法，マッサージ，鍼治療，脊椎徒手療法，慢性腰痛には**運動療法**，モーターコントロールエクササイズ，太極拳，ヨガ，包括的リハビリテーション，鍼治療，心理療法，筋電図フィードバック，低出力レーザー，認知行動療法，脊椎徒手療法が薬物療法よりも推奨されている．

以上から，腰痛（特に慢性腰痛）に対し，理学療法現場で行う運動療法や物理療法の有効性が示されているが，ほとんどのエビデンスレベルが低〜中等度であり，比較する治療法によってはエビデンスが低くなること

3 理学療法の方針と実際—運動療法, 物理療法

[表 1] 米国内科学会による腰痛治療のエビデンス (Qaseem A, et al. Ann Intern Med. 2017; 166: 514-30[2] より改変)

表の解釈の例：急性 or 亜急性腰痛のエクササイズ→［効果なし］との低度のエビデンスがある

×効果なし　★ Small effect　★★ Moderate effect

大別	治療法	急性 or 亜急性腰痛 エビデンス	痛み	機能	慢性腰痛 エビデンス	痛み	機能	神経根性腰痛 エビデンス	痛み	機能
薬物療法	NSAIDs	中	★		低~中	★★	★			
	筋弛緩薬	中	★							
	オピオイド				中	★★	★	低	★	
	デュロキセチン		×		中	★★	★			
運動療法	エクササイズ	低			低	★★	★	不十分		
	モーターコントロールエクササイズ	不十分			低	★★★	★★	不十分		
	太極拳	不十分			低	★★★		不十分		
	ヨガ	不十分			中	★★★	★★	不十分		
心理・行動療法	マインドフルネスストレス軽減法	不十分			中	★★★	★★★	不十分		
	漸進的リラクセーション	不十分			低	★★	★★	不十分		
	行動療法	不十分			低	★★	×	不十分		
	認知行動療法	不十分			低	★★	×	不十分		
物理療法	表在温熱	中	★★	★★				不十分		★
	寒冷療法	不十分	★★★(NSAIDsとの併用)	★★(NSAIDsとの併用)				不十分		
	低出力レーザー療法	低			低	★★	★	低		
	EMGフィードバック	不十分			低	×	×	不十分		
	超音波	不十分			低	×	×	不十分		
	TENS	不十分			不十分			低	他の治療と差なし	
	牽引療法	不十分						不十分		
その他	マッサージ	低	★(1週)×(5週)	★★(1週)×(5週)	低	★★	★~★★	不十分		
	脊椎徒手療法	低	他の治療と差なし	×	低	★★	×	不十分		
	鍼治療	低	×		中	★★	★	不十分		
	腰部サポーター	不十分			不十分			不十分		
	キネシオテープ	不十分			低	×	×	不十分		
	包括的リハビリテーション	不十分			中	★★	★	不十分		

が示されている．このように腰痛治療のエビデンスが確立されない背景には，多くの研究が腰痛を「非特異的腰痛」と一括りにし，腰痛を病態別に分類せずに効果判定していることが起因している．腰痛患者を治療する際，腰痛の原因病態を明らかにし，各病態組織のストレスを軽減するための運動療法や物理療法を行うことが重要となる．そこで本項では，われわれが実践している理学所見や徒手検査を用いて腰痛を病態別に分類し，病態に応じた理学療法へとつなげる手技を紹介する．

2. 腰痛の病態分け

KEY NOTE 2

- Category C の腰痛は「椎間板性腰痛」「椎間関節性腰痛」「筋・筋膜性腰痛」「仙腸関節障害」に分類する．
- 腰痛の病態分けには，疼痛誘発テストだけでなく疼痛減弱テストも有用である！

1. 腰痛の病態分け手順 Part 1

われわれは画像および徒手療法を応用した機能的評価を用いて，腰部障害を病態分類している．まず，痛みが誘発される運動方向（前屈 or 後屈）を検査し，さらに神経学的所見や整形外科的テスト，圧痛所見を組み合わせながら，腰痛の病態を椎間板性腰痛（腰椎椎間板ヘルニアを含む），椎間関節性腰痛（分離症含む），仙腸関節障害，筋・筋膜性腰痛，非特異的腰痛（原因不明）の5つに大別する[3,4]．

前屈動作時に腰痛あるいは下肢痛が誘発されるのに加えて，SLR test や大腿神経伸長テスト（FNST）などの神経所見が陽性であれば椎間板ヘルニアの可能性が高くなる．さらに画像所見として，MRI画像にて線維輪から脱出した髄核を確認することができれば確定診断となる．一方，明らかなヘルニアの画像所見を認めず，前屈動作時に腰痛のみが誘発される場合は椎間板性腰痛を疑う．症状として，座位姿勢（特に体操座り）やくしゃみなどの椎間板内圧が高まる動作時に痛みが生じ，MRI-T2強調画像に

3 理学療法の方針と実際—運動療法，物理療法

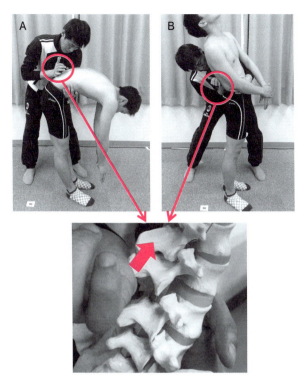

[図1] 前屈動作（A）と後屈動作（B）の mobilization with movement
棘突起を介して椎間関節面をグライドさせながら，体幹運動を行う．

て，線維輪内に白く描出される高信号領域（high signal intensity zone: HIZ）が確認できれば，椎間板性腰痛の可能性が高い[5]．さらに，われわれは Mulligan concept を応用し，障害高位の椎間板へ徒手療法を加えながら前屈動作を行わせ（mobilization with movement: MWM，図1A），痛みが軽減されれば（**疼痛減弱テスト**），椎間板性腰痛とする診断基準を用いている．

椎間関節[6]や椎間孔[7]にストレスがかかる腰椎伸展や回旋動作にて，腰部痛のみが誘発される場合は椎間関節性腰痛，腰部痛あるいは下肢痛が誘発される場合は脊柱管狭窄症を疑う．画像所見にて，関節突起間部に分離を確認できた場合は腰椎分離症の確定診断となるが，器質的な問題を認めず，疼痛部位を指1本で障害高位の椎間関節をピンポイントで示す（one finger test）場合や障害高位の椎間関節や棘突起に圧痛所見を認める場合

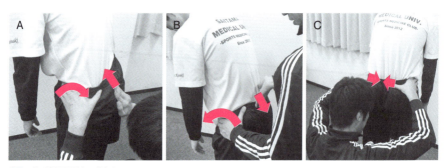

[図 2] 仙腸関節に対する mobilization with movement
仙骨 nutation/腸骨後傾（A），仙骨 counter nutation/腸骨前傾（B），腸骨圧迫（C）の方向に徒手的な制動を加え，疼痛出現動作を行い，痛みの変化を検査する．➡: 検査者の力を加える向き

は椎関節性腰痛と推察する．さらに，椎間板性腰痛と同様に，伸展動作におけるMWM［図 1B］を行うことで痛みが軽減されることを椎間関節性腰痛の診断基準の1つとして用いている．

仙腸関節障害は前屈，後屈ともに痛みが誘発するタイプが混在するため，動作時の誘発テストのみでは診断が難しい．そこで，患者自身に疼痛部位を指1本で指させた際（one finger test），上後腸骨棘周辺を指した場合は仙腸関節障害を疑う[8]．さらに，Patrick test, Newton test, Gaenslen test の仙腸関節ストレステストを行い，いずれかで陽性であった場合は仙腸関節障害の可能性が高くなる．さらに，仙腸関節へのMWMを行い，疼痛が軽減される所見を仙腸関節障害の診断の1つとして用いている［図 2］．

上記の診断手順にいずれも当てはまらず，腰背筋群に圧痛を認める場合には筋・筋膜性腰痛を疑う．筋への圧痛所見も認めない場合は，原因不明の非特異的腰痛に分類される．

大学運動部に所属し，腰痛を主訴に来院したアスリート63名（72件，複数の病態主訴あり）に対し，本診断基準を用いて腰部障害を分類した結果，椎間板ヘルニア 12.5％，椎間板性腰痛 6.9％，椎間関節性腰痛（腰椎分離症疑いを含む） 47.2％，仙腸関節障害 18.1％，筋・筋膜性腰痛 13.9％，非特異的腰痛（原因不明） 1.4％の頻度であった［図 3］[9]．

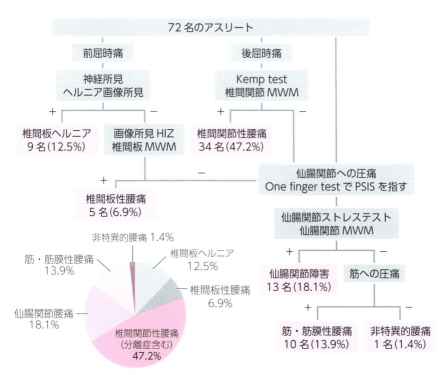

[図 3] アスリートの腰部障害の分類と各病態の割合
HIZ: high signal intensity zone, MWM: mobilization with movement

2. 腰痛の病態分け手順 Part 2

　オーストラリアの腰痛研究グループ STOPS (Specific Treatment of Problem of the Spine) が考案した腰痛の病態分けでは，「Radiculopathy（神経根症）」「Discogenic pain（椎間板性疼痛）」「Zygapophyseal joint dysfunction（椎間関節性疼痛）」「Multi-factorial persistent pain（多因子性疼痛）」に大別される[10][図 4]．
　まず，理学所見にて神経根症状の有無を確認し，ある場合は CT や MRI などの画像所見にて腰椎椎間板ヘルニアや脊柱管狭窄症などによる「Radiculopathy」との診断に至る．
　次に，神経根症状や画像所見にて明らかな器質的変化がみられない場合，椎間板性腰痛の徴候を確認する．椎間板性腰痛を示唆する 9 つの所見 [表 2A] のうち，4 つが該当すれば「Discogenic pain（椎間板性疼痛）」

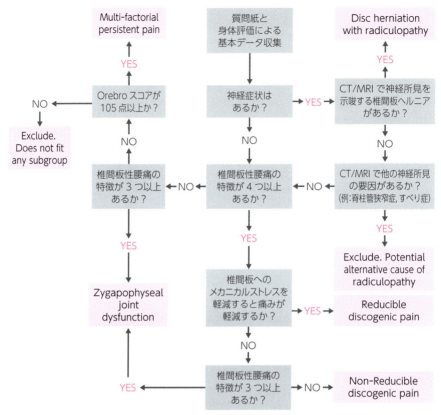

[図4] STOPSが考案した腰部障害の分類
(Hahne AJ, et al. BMC Musculoskelet Disord. 2011; 12: 104[10]より改変)

に分類される[14]. さらに, Discogenic pain は腰椎伸展運動によって痛みが軽減する「Reducible discogenic pain」と痛みが軽減されずかつ椎間関節性腰痛の特徴を示さない「Non-reducible discogenic pain」の2種類に分けられる. 痛みが軽減する運動方向 (directional preference) があることが Reducible discogenic pain の特徴であり, 椎間板へのメカニカルストレスを軽減する体幹伸展運動による痛みの減弱所見が重要となる. 一方, Non-reducible discogenic pain に対しては主に体幹深部筋に対する motor control exercise が行われる[11]ことから, われわれの筋・筋膜性腰痛の病態に近い分類と考える.

椎間板性腰痛の特徴に当てはまらない場合は, 椎間関節性腰痛の徴候を

A. Discogenic features	B. Zygapophyseal joint features
1 腰痛がある（下肢痛の有無は問わない） 2 長時間（60分）の坐位に支障がある 3 初回受傷時から翌朝 or 翌日に症状が悪化した 4 肉体労働の仕事の経験がある 5 受傷機転が屈曲/回旋 and/or 軸圧がかかった 6 前屈動作に何らかの支障がある 7 持ち上げ動作に何らかの支障がある 8 立ち上がり動作に何らかの支障がある 9 咳/くしゃみに何らかの支障がある	1 片側性の腰痛である 2 伸展や側屈（Kemp手技）で腰痛が出現する 3 横突起 or 椎間関節を介した PA 副運動で痛みが出現する 4 椎間関節への徒手療法で痛みが軽減 or 可動域が改善する
判定基準	判定基準
9項目のうち4個以上該当でDiscogenic pain	4項目のうち3個以上該当でZygapophyseal joint dysfunction

[表2] Discogenic pain（A）と Zygapophyseal joint dysfunction（B）の判定基準

確認する．椎間関節性腰痛を示唆する4つの所見のうち，3つが該当［表2B］すれば「Zygapophyseal joint dysfunction（椎間関節性疼痛）」と判断する．

最後に，椎間関節性腰痛の徴候も示さない場合，Orebro score（200点満点）を用いて腰痛に関連する心理社会的因子を調査し，105点以上であれば「多因子性疼痛（Multi-factorial persistent pain）」に分類される．

上記の手順にて腰痛を分類し，各病態に応じた個別治療を行った群（個別理学療法群）と患者教育を行った群でランダム化比較試験を実施した結果，個別理学療法群の痛みおよび身体機能が有意に改善し，52週後のフォローアップにおいてもその効果が維持されたことが報告されている[12]．

以上，2つの腰痛に対する病態分類の手順を紹介したが，両者は病態の判定手法などに若干の違いはあるものの，腰痛の原因組織を「椎間板性」「椎間関節性」「神経原性」「筋・筋膜性」に分類し，病態に沿った治療を行う点は類似している．よって，治療方針としては，これらの組織へのメカニカルストレスを軽減させる理学療法を行うことが重要となる．

3. 病態に応じた腰痛の運動療法

KEY NOTE 3

- 椎間板性腰痛→lumbar extension exercise，多裂筋エクササイズ
- 椎間関節性腰痛→lumbar flexion exercise，腹筋群エクササイズ
- 神経原性→椎間孔拡大エクササイズ，神経滑走エクササイズ（slider テクニック）
- 仙腸関節障害→draw-in，大殿筋エクササイズ

1. 椎間板性腰痛に対する運動療法

　椎間板性腰痛に対しては，椎間板への前屈ストレスを軽減させることを目的に，腹臥位にて腰椎伸展運動を反復させる lumbar extension exercise を行う［図 5A］．本エクササイズは，前屈で痛みが誘発あるいは後屈で痛みが軽減する症状（directional preference）を有する患者に特に有効であることが報告されている[13]．この時，障害高位の腰椎を伸展運動させることが重要となり，セラピストが障害高位の棘突起を固定することで効果が上がる［図 5B］．さらに，腰椎の分節的な伸展運動を獲得させるた

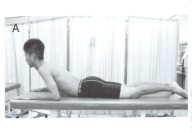
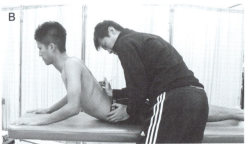

[図 5] Lumbar extension exercise
腰椎の分節的な伸展を意識させて，自動伸展運動を行わせる（A）．局所的に伸展運動を行わせる場合，棘突起を徒手にて固定し，伸展運動を行う（B）．

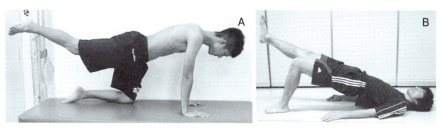

[図6] Hand-knee exercise 下肢挙上（A）と back bridge（B）

め，多裂筋の促通を図った hand-knee 下肢挙上や back bridge などのエクササイズを行う［図6］．これらのエクササイズでは多裂筋の筋活動量が他のエクササイズより大きくなることが報告されている[14]．

2. 椎間関節性腰痛に対する運動療法

椎間関節性腰痛に対しては，椎間関節への後屈ストレスを軽減させることを目的に，骨盤後傾（腰椎後弯）させる lumbar flexion exercise を積極的に実施する．四つ這い姿勢にて骨盤後傾・腰椎後弯を行わせる cat and dog や lion exercise が有効である［図7］．また，腹筋群の張力は骨

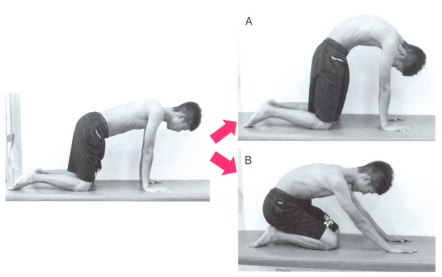

[図7] Lumbar flexion exercise: cat and dog（A），lion exercise（B）
ともに骨盤の後傾，腰椎後弯を意識させながら行う．

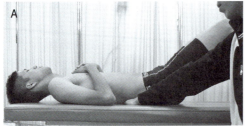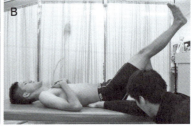

[図8] Draw-in＋骨盤後傾（A）と draw-in＋SLR（B）

腹部を引き込ませながら骨盤後傾運動を行わせ，セラピストは腰椎前弯部に手を入れ腰部の圧を確認し，draw-in の効果を判断する．Draw-in＋SLR は，draw-in を保持しながら，一側下肢を伸展挙上する．この時，腰部の圧を変化させずに下肢の運動を行わせることが重要となる．

盤後傾方向へのトルクを産生するため，腹筋群のエクササイズが重要になる．まずは，背臥位にて骨盤後傾運動を伴いながら腹部を引き込ませる「draw-in＋骨盤後傾」を行う［図8A］．骨盤後傾運動には腹横筋の活動が大きいことが報告されており[15]，本エクササイズは腹部深部筋である腹横筋の促通としても有効である．Draw-in＋骨盤後傾を習得した後，draw-in を行いながら下肢を伸展挙上させる「draw-in＋SLR」［図8B］を行う．その際，SLR 時に腹筋群を収縮させて腰椎後弯位を保持し続けることがポイントとなる．

3. 神経原性腰痛に対する運動療法

腰椎椎間板ヘルニアや腰部脊柱管狭窄症などの神経原性腰痛に対しては，障害高位の椎間孔を拡大し，神経圧迫ストレスの軽減を図る．1つの手技として，側臥位にてセラピストが骨盤を下制方向に牽引しながら腰椎側屈運動を行わせる［図9］．腰椎側屈運動に伴って椎間孔が拡大し，神経根の圧迫を緩和させる効果が期待できる．さらに，腰椎神経疾患患者は神経の滑走性が低下することが近年明らかにされている．Radeら[16]は腰椎椎間板ヘルニア患者の他動的 SLR を行った際の脊髄（conus）滑走性を MRI で計測した結果，患側 SLR 時（0.76 mm）には健側 SLR 時（2.28 mm）よりも有意に滑走性が低下していたことを報告した．よって，神経滑走性を改善させるため，slider テクニックによる運動療法を行う．坐骨神経の slider テクニックは，側臥位・股関節屈曲位の姿勢から，頚部屈曲と同時に膝関節屈曲，頚部伸展と同時に膝関節伸展運動を反復させる［図

3 理学療法の方針と実際—運動療法,物理療法

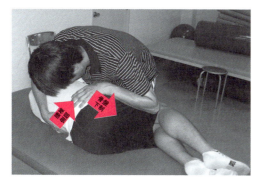

[図9] 椎間孔拡大エクササイズ

側臥位にて,セラピストが骨盤を下制方向に牽引しながら,患者は腰椎の側屈運動を行う.この時,セラピストは腰部下に手を置き,側屈運動をサポートすると運動を行いやすい.

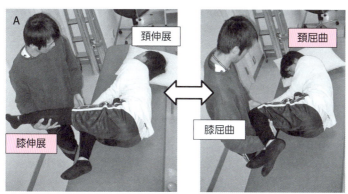

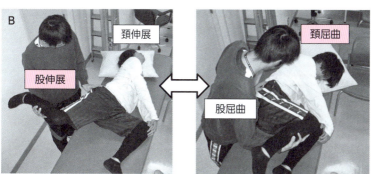

[図10] 坐骨神経(A)と大腿神経(B)の slider テクニック

坐骨神経に対しては,下肢症状が出現する直前の SLR 角度にて,頚伸展・膝伸展,頚屈曲・膝屈曲を繰り返す.大腿神経に対しては,下肢症状が出現する直前の股関節伸展角度にて,頚伸展・股関節伸展,頚屈曲・股関節屈曲運動を繰り返し行う.いずれの手技も,神経の伸張と弛緩が交互に行われるよう,各部位の肢位を変化させる.

10A］．一方，大腿神経に対しては，側臥位・膝関節屈曲位の姿勢から，頸部屈曲と同時に股関節屈曲，頸部伸展と同時に股関節伸展運動を反復させ［図 10B］，神経滑走性の改善を図る．

4. 仙腸関節障害に対する運動療法

　仙腸関節障害に対しては，仙腸関節の安定性を高める運動療法を実施する．先行研究から，仙腸関節の安定性には腹横筋の作用が重要であり，表層筋を活動させない腹横筋の選択的収縮が有効であることが示唆されている[17]．さらに，仙腸関節障害を有する患者では体幹深部筋や大殿筋の筋反応時間が遅延し[18]，大殿筋の筋力が低下している[19]ことが報告されている．よって，前述した draw-in や多裂筋エクササイズにより体幹深部筋機能を向上することや，大殿筋機能を改善させることが仙腸関節障害には重要となる．特に大殿筋は単関節筋である下部線維（殿筋粗面に停止）を優位に活動させることが有効である．われわれは，股関節内転位あるいは内転運動を伴った股関節伸展動作で，大殿筋下部線維の活動が優位に活動することを明らかにしており[20]，大殿筋エクササイズでは，股関節内転方向に力を加えながら股関節伸展運動を行わせる［図 11］．

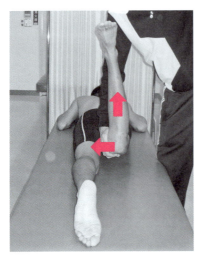

[図 11] **大殿筋下部線維のエクササイズ**
セラピストは股関節外転方向に抵抗を加え，患者は股関節内転＋伸展運動を行う．
⬅: 収縮方向

✓ 4. 腰痛に対する物理療法

KEY NOTE 4

- 現在，腰痛に対する物理療法でエビデンスを認めるものはほとんどない．
- 各物理療法が有効な腰痛の病態や症状を解明することが今後の課題である．

　前述した米国内科学会の腰痛ガイドラインにおいて，ほとんどの物理療法が低いあるいは不十分なエビデンスと結論づけられている[2]．その中でも急性腰痛に対する温熱療法のみが「効果あり」との中等度のエビデンスが示されている．急性期の疼痛には従来から寒冷療法が用いられているが，腰痛においては表在温熱療法の有効性が報告されている[21]．さらに，保存の急性腰痛だけでなく，腰椎疾患手術直後に対する表在温熱療法の有効性も報告されており[22]，術後の腰痛管理にも応用することができる可能性がある．表在温熱が急性腰痛を軽減するメカニズムとして，脊柱起立筋内のヘモグロビン量を増加させる[23]ことが1つの要因として報告されているが，今後のさらなる研究が望まれる．

　腰痛の物理療法には一般的に牽引療法が行われてきたが，エビデンスは不十分とされており[2]，否定的な研究も報告されている[24]一方で，牽引療法の有効性を示す報告もある．Fritzら[25]は，牽引療法が有効であった腰痛患者の特徴を検証した結果，「体幹伸展で痛みが放散する」あるいは「crossed SLR test（症状と反対側のSLR）陽性」であった患者に対し有効であることを報告した．このように，腰痛の病態や症状によって物理療法の効果が変わるため，運動療法だけでなく各種物理療法においても腰痛を病態分類し有効な治療選択を解明していくことが今後の課題となる．

📖 文献

1) 日本整形外科学会，日本腰痛学会，監修．腰痛診療ガイドライン．東京: 南江堂; 2012. p.48-53.
2) Qaseem A, Wilt TJ, McLean RM, et al. Noninvasive treatments for acute,

subacute, and chronic low back pain: a clinical practice guideline from the American College of Physicians. Ann Intern Med. 2017; 166: 514-30.
3) 成田崇矢, 金岡恒治. 徒手療法を用いた腰痛の病態評価の試み. 日本整形外科スポーツ医学会誌. 2017; 37: 22-6.
4) 成田崇矢. 腰痛に対する徒手療法の応用と機能的障害に特異的な運動療法とは？ In: 金岡恒治, 編. 腰痛の病態別運動療法―体幹筋機能向上プログラム. 東京: 文光堂; 2016. p.61-81.
5) 山下一太, 西良浩一. 屈曲時腰痛の画像診断. 臨床スポーツ医学. 2016; 33: 962-6.
6) Sairyo K, Katoh S, Komatsubara T, et al. Spondylolysis fracture angle in children and adolescents on CT indicates the fracture producing force vector: A biomechanical rationale. Int J Spine Surg. 2005; 1.
7) Morishita Y, Hida S, Naito M, et al. Neurogenic intermittent claudication in lumbar spinal canal stenosis: the clinical relationship between the local pressure of the intervertebral foramen and the clinical findings in lumbar spinal canal stenosis. J Spinal Disord Tech. 2009; 22: 130-4.
8) 小澤浩司. 仙腸関節痛の診断. 脊椎脊髄ジャーナル. 2016; 29: 171-9.
9) Narita T, Kaneoka K. Applied manual therapy (Mulligan technique) used in pain reduction tests as a method of classifying low back pain in athletes. 9th Interdisciplinary World Congress on Low Back and Pelvic Girdle Pain, Singapore, 2016.
10) Hahne AJ, Ford JJ, Surkitt LD, et al. Specific treatment of problems of the spine (STOPS): design of a randomised controlled trial comparing specific physiotherapy versus advice for people with subacute low back disorders. BMC Musculoskelet Disord. 2011; 12: 104.
11) Ford JJ, Hahne AJ, Chan AYP, et al. A classification and treatment protocol for low back disorders Part 3―Functional restoration for intervertebral disc related disorders. Phys Ther Rev. 2012; 17: 55-75.
12) Ford JJ, Hahne AJ, Surkitt LD. Individualised physiotherapy as an adjunct to guideline-based advice for low back disorders in primary care: a randomised controlled trail. Br J Sports Med. 2016; 50: 237-45.
13) Ford JJ, Surkitt LD, Hahne AJ. A classification and treatment protocol for low back disorders Part 2―Directional preference management for reducible discogenic pain. Phys Ther Rev. 2011; 16: 423-37.
14) Okubo Y, Kaneoka K, Imai A, et al. Electromyographic analysis of transversus abdominis and lumbar multifidus using wire electrodes during lumbar stabilization exercises. J Orthop Sports Phys Ther. 2010; 40: 743-50.
15) Takaki S, Kaneoka K, Okubo Y, et al. Analysis of muscle activity during pelvic tilting in sagittal plane. Phys Ther Res. 2016; 19: 50-7.
16) Rade M, Pesonen J, Könönen M, et al. Reduced spinal cord movement with the straight leg raise test in patients with lumbar intervertebral disc herniation. Spine (Phila Pa 1976). 2017; 42: 1117-24.
17) Richardson CA, Snijders CJ, Hides JA, et al. The relation between the transversus abdominis muscles, sacroiliac joint mechanics, and low back pain. Spine (Phila Pa 1976). 2002; 27: 399-405.

18) Hungerford B, Gilleard W, Hodges P. Evidence of altered lumbopelvic muscle recruitment in the presence of sacroiliac joint pain. Spine (Phila Pa 1976). 2003; 28: 1593-600.
19) Massoud Arab A, Reza Nourbakhsh M, Mohammadifar A. The relationship between hamstring length and gluteal muscle strength in individuals with sacroiliac joint dysfunction. J Man Manip Ther. 2011; 19: 5-10.
20) Okubo Y, Tanihara R, Otsudo T, et al. Differential activity of regions of the gluteus maximus during prone hip extension. 9th Interdisciplinary World Congress on Low Back and Pelvic Girdle Pain, Singapore, 2016.
21) Mayer JM, Mooney V, Matheson LN, et al. Continuous low-level heat wrap therapy for the prevention and early phase treatment of delayed-onset muscle soreness of the low back: a randomized controlled trial. Arch Phys Med Rehabil. 2006; 87: 1310-7.
22) 石田和宏，宮城島一史，大谷貴之，他．腰部疾患術後の急性期における温熱療法の有効性（会議録）．北海道整形災害外科学会雑誌．2016; 57: 295-6.
23) 添田幸英，菊地臣一，矢吹省司，他．物理療法による腰椎部脊柱起立筋内の循環動態の変化―牽引療法とホットパックでの検討―．日本腰痛学会誌．2006; 12: 162-6.
24) Beurskens AJ, de Vet HC, Köke AJ, et al. Efficacy of traction for non-specific low back pain: a randomized clinical trial. Lancet. 1995; 346: 1596-600.
25) Fritz JM, Lindsay W, Matheson JW, et al. Is there a subgroup of patients with low back pain likely to benefit from mechanical traction? Results of a randomized clinical trial and subgrouping analysis. Spine (Phila Pa 1976). 2007; 32: E793-800.

〈大久保　雄〉

Ⅲ. 腰痛をどう治す？

4 装具療法の方針と実際

　腰痛に対する装具療法は，薬物療法・理学療法と並ぶ保存療法の1つである．しかしながら，その効果については臨床現場では認識されているものの，科学的な実証がされていない点も多い．その理由として，疾患別にどのタイプの装具（素材・形状含めて）が適切なのかが実証されていない点，コンプライアンスの問題，またその他の治療と併用されることが多く，装具療法のみで加療されることが少なく評価がしづらい点など，さまざまなものが挙げられる．

　本項では「腰痛に対する装具療法」として，近年の報告に著者らが得た研究成果を加えて，装具療法の意義について述べる．

☑ 1. 腰痛に対する装具療法の効果

KEY NOTE 1

- 病態に合わせて目的を明確に！

　「腰痛診療ガイドライン2012」を参照すると[1]，腰椎装具は，疼痛の改善に効果は認められないが，機能の改善には有効であるとされている．慢

性腰痛に対してはどちらにも効果が認められていない[2]．また腰痛予防に関しても back belt の使用では腰痛発生を予防できなかったとされている[3]．ただし，これらの研究における腰痛の背景にはさまざまな病態が混在している可能性も考えられ，装具使用にあたってはその病態に合わせた目的を，明確に定めて処方することが重要であることを強調したい．

また，「腰椎装具を装着すると体幹の筋力が低下するのでは？」とはよく聞かれる質問であるが，最近の systematic review によると腰仙椎装具の1〜6カ月継続使用では，そのようなことはなかったとされている[4]．

2. 腰痛に対する装具の種目

KEY NOTE 2

- 言葉の定義を理解しよう．

現在，装具に関する名称・用語が乱立している状況であるため，ここで整理する．装具の種目は総合支援法に基づき，「補装具の種目，購入等に要する費用の額の算定等に関する基準 平成18年9月26日 厚生労働省告示第528号 第9次改正（平成30年3月23日厚生労働省告示第121号）」により制定されている．

腰椎装具とは骨盤から腰部に及ぶものとされ，以下の3種目が定義されている．(A) 金属枠，(B) 硬性（スポンジラバーを含む）陽性モデルを用いてモールドされたもの，(C) 軟性．うち，(B) 硬性に関しては，下位分類が (1) 不燃性セルロイド，(2) 皮革，(3) プラスチック，と定義されている．

また，仙腸装具については，骨盤を含むものとされ，下記の4種目が定義されている．(A) 金属枠，(B) 硬性（腰椎装具に準じる），(C) 軟性（布を主材料にし，板バネで補強したもの），(D) 骨盤帯（骨盤を帯状に一周するもの）．うち，(D) 骨盤帯に関しては，下位分類が (1) 芯のあるもの，(2) 芯のないもの，と定義されている．

3. 腰痛に対する装具療法の実際

KEY NOTE 3

- 現時点では，効果は controversial．
- コンプライアンスを上げる努力が必要！

　腰痛に対して処方される装具の種類は，疾患の種類・程度にかかわらず統一されていないのが現状である．主に担当する医師の経験に基づいて処方されている．軟性装具が処方されている場合が多いが，その理由としては，軟性装具の軽さ，装着感・機能性が優れている点などが考えられる．このように装具療法は，装具に対するコンプライアンスの点からの考慮も必要である．せっかく優れた装具を作製しても，装着されない限り，まったく意味がない．

　装具装着期間についてもさまざまであり，医師の経験に基づいているのが現状である．長期間にわたる使用は望ましくないとされているが，軟性装具などは常習化している患者も多い．

　腰痛に対する装具療法の効果は controversial である．疼痛改善に関しては効果がないという報告がある一方，機能改善に関しては有効であるという報告もある[2]．

　腰痛の発生予防効果に関しても，意見が分かれている．これらは，上記のように装具の種類あるいは疾患の種類などの患者背景などが統一されていないことが，大きな理由の1つと考えられる．最近では，腰痛患者98名を用いた randomized clinical trial（RCT）において，伸展制限をした装具が，腰痛に対して有意に効果があったと報告されている[5]．

4. 著者らの装具療法の選択

KEY NOTE 4

- 骨癒合を目的とする場合にはしっかりとした管理が重要！

制動性という観点からすると，どの装具よりも硬性装具が最も優れており，どのような病態にも対応可能と思われるが，装着感・コンプライアンスといった観点からは，最小限の装具で最大限の制動効果が得られるようにしたい．

腰椎分離症（疲労骨折）に対する装具療法

装具の種類は，①骨癒合を目的とする場合，②スポーツ復帰・疼痛コントロールを目的とする場合など，その用途により使い分けている．

前者の場合，生体力学的研究の結果やこれまでの臨床経験に基づき[6]，骨癒合を図るには**腰椎の伸展および回旋運動を徹底的に制限する**ことが重要であるため，硬性装具を使用している［図1］．回旋運動を制限する目的で胸郭と骨盤を把持すること，また伸展運動も制限する目的で殿部をしっ

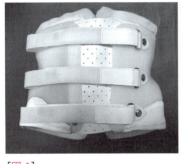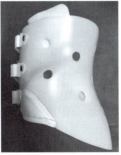

[図1]
腰椎分離症の保存治療で骨癒合を目的とする場合に，著者らが使用している体幹硬性装具を示す．回旋運動を制御する目的で胸郭と骨盤を把持する．また伸展運動も十分制限する目的で殿部をしっかり包むようにしている

かり包むように装具を作製することが重要である．装着期間は，CTで骨癒合が確認されるまでを原則とする．

後者の場合，著者のグループが開発に関わった装具（ライトブレース・RS，アルケア株式会社）を使用している［図2］[7]．個対応のステー・アルミステー・プラスチックステーの3種を背部のサポートとして入れ替えすることが可能であるが，最も腰椎伸展運動に対する制動効果の高いのは個対応のステーである．しかしながら，回旋運動に関する制動効果はあまり

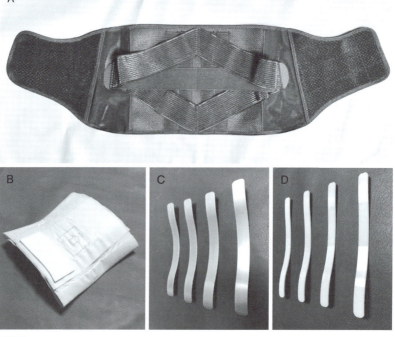

[図2]
A: 著者らが開発に関わった装具（ライトブレース・RS，アルケア株式会社）．RSはReturn to Sportsの略で，スポーツへの復帰を支援したいという願いが込められている．
B: 個対応のステー．水硬化性グラスファイバーで，製作した翌日には完全に硬化する．非常に薄く，たわみの少ない素材のため，各々の背部形状へのフィット性が高く，効果的に面で支持することが可能である．
C: アルミステー．
D: プラスチックステー．疼痛が緩和されるにつれ，制動性の低いステーに変更することができる．

期待できない．疼痛が緩和されるにつれ，制動性の低いステーに変更することができる．

5. 腰痛は装具で予防可能か？

KEY NOTE 5

- 予防は今後の重要な課題である．

現時点においては，装具で腰痛を予防できるという科学的エビデンスはない[8]．ただし，腰痛の再発予防には有効であったという報告はみられる[9]．

著者は，あらゆる疾患を含めた"腰痛"として統計学的に有効といえる結果は得られなくても，疾患を限定すれば予防可能なものもあるのでは，と推測している．例を挙げると，前記の腰椎分離症（疲労骨折）は，発育期に腰椎が伸展・回旋することが繰り返されて起こるスポーツ傷害の1つと考えられているので，これらの動きを有効に制限でき，かつスポーツ中でも装着しやすいコルセット・ベルトなどが開発されれば，これらは予防可能であるのではないかと期待している．

📖 文献

1) 日本整形外科学会，日本腰痛学会，監修．腰痛診療ガイドライン2012．東京: 南江堂; 2012.
2) van Duijvenbode IC, Jellema P, van Poppel MN, et al. Lumbar supports for prevention and treatment of low back pain. Cochrane Database Syst Rev. 2008 Apr 16;(2): CD001823.
3) Steffens D, Maher CG, Pereira LS, et al. Prevention of low back pain: a systematic review and meta-analysis. JAMA Intern Med. 2016; 176: 199-208.
4) Takasaki H, Miki T. The impact of continuous use of lumbosacral orthoses on trunk motor performance: a systematic review with meta-analysis. Spine J. 2017; 17: 889-900.
5) Morrisette DC, Cholewicki J, Logan S, et al. A randomized clinical trial comparing extensible and inextensible lumbosacral orthoses and standard care alone in the management of lower back pain. Spine (Phila Pa

1976). 2014; 39: 1733-42.
6) Sairyo K, Sakai T, Yasui N, et al. Conservative treatment for pediatric lumbar spondylolysis to achieve bone healing using a hard brace: what type and how long?: Clinical article. J Neurosurg Spine. 2012; 16: 610-4.
7) Terai T, Yamada H, Asano K, et al. Effectiveness of three types of lumbar orthosis for restricting extension motion. Eur J Orthop Surg Traumatol. 2014; 24 Suppl 1: S239-43.
8) van Poppel MN, Hooftman WE, Koes BW. An update of a systematic review of controlled clinical trials on the primary prevention of back pain at the workplace. Occup Med (Lond). 2004; 54: 345-52.
9) Roelofs PD, Bierma-Zeinstra SM, van Poppel MN, et al. Lumbar supports to prevent recurrent low back pain among home care workers: a randomized trial. Ann Intern Med. 2007; 147: 685-92.

〈酒井紀典〉

Ⅲ. 腰痛をどう治す？

他診療科・メディカルスタッフとの連携（集学的治療）

1. 病態把握

KEY NOTE 1

- 包括的な疼痛病態把握に努める．

　疼痛は病態生理学的に，侵害受容性疼痛（炎症性疼痛を含む），神経障害性疼痛，疼痛性障害（心因性疼痛）に分類される．これらのカテゴリーは独立した状態で成立している場合もあるが，臨床的には多くの場合いくつかの要素が重複して病態を形成している．

　一方，患者の「痛い」という訴えを痛覚という感覚ではなく疼痛行動として捉えようとする考え方が広く認知されつつある[1]．この場合「痛い」という表現は「辛い」と同義であると考えられ，その要因として心理的要因，社会環境的要因が想定される[2]［図 1］．さらに生育環境が疼痛感受性に影響するとの報告もある[3]．

　腰痛に対しても考え方は同様である．すなわち腰痛は複合した要因からなる症状であるとの認識が肝心である．急性腰痛であっても主たる要因に付随する複数の因子の関与による結果を患者は「腰が痛い」と表現する．症例を例に挙げ，この点を改めて考えてみる．

Ⅲ 腰痛をどう治す？

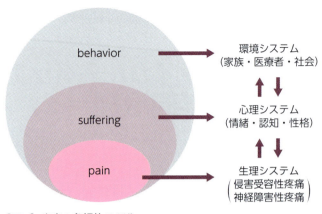

[図1] 疼痛の多相的モデル

✅ 2. Red flag ＋ α

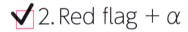

- 身体病変から主病態（red flag）を見極めるとともに付随する身体要因，心理・社会的要因にも配慮する．

【症例】
主訴: 腰痛，右下肢の疼痛・脱力
現病歴: 30代男性．数年前から腰痛があったがその都度1週間ほどで軽快していた．今回1週間ほど前に重量物を持ち上げたことを機に腰痛，右下肢異常知覚を自覚．経時的に症状が悪化し外出が困難となった．特に右下肢痛が著しく，100 mの歩行で跛行，下肢脱力を生じる．
既往歴・家族歴: 特記すべきことなし
生活環境: アパート2階に独居．作業労働のアルバイトで生活している．身寄りは，遠方に年金生活の父親がいるが，生活援助を要請することは難しい．
身体所見: 立位動作は上肢による補助で可能．腰椎可動性は屈曲30°腰痛，伸展は－5°腰痛下肢痛を生じる．回旋は左右30°可能．
SLRテスト右30°陽性．MMTは右前脛骨筋3，長母指伸筋2，他はす

5 他診療科・メディカルスタッフとの連携（集学的治療）

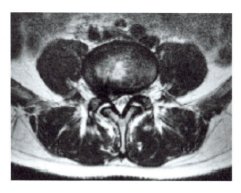

[図 2] MRI T2 強調像（L4/5）

べて 5．下腿外側から足背，足趾に知覚鈍麻を認める．DTR は正常．

画像所見：単純腰椎レントゲンでは正面像で右凸の側弯．側面像で L4/5 椎間板狭小化を認める．他に有意な所見はない．MRI では L4/5 椎間板の変性と右に変異した脊柱管への突出を認める．これにより硬膜管，右 L5 神経根は圧排されている［図 2］．

✓3.「痛い」に対し包括的意義付けを

KEY NOTE 3

・症例の解釈にあたっては主病変のみに飛びつかない．

これまでの情報から読み取れることとして，L4/5 椎間板ヘルニアと診断を下すことは容易である．しかし患者が受診に至った病態・病理にはさらにさまざまなことが考えられる．疼痛の主たる要因は椎間板ヘルニアによる右 L5 神経根の神経障害性疼痛であろう．その他に病態的には疼痛を回避するための筋防御反応や痙縮，十分な身体活動を行えなかったゆえの廃用性障害，無理な姿勢を強いられていたゆえの身体他部位のストレスなど腰痛を構成する身体的要素は複数考えられる．これらは侵害受容性疼痛と考えられる．一方，心理的要因，社会環境的要因として症状そのものに対する不安，現在の生活が成り立たなくなることに対する不安，将来に対

する不安などが「腰と脚が痛い」という表現に含まれている可能性がある．さらに自分の身に降りかかった不運に対する落胆，もしかすると怒りの感情を含んでいるかもしれない．患者の話を聞きながら，また診察しながらこのようなことを考えるわけである．

4. 病態に応じた治療

KEY NOTE 4

- 治療の選択・対処は立場によって異なる．

この症例に対してどのような治療を行うべきであろうか．身体的病態の側面からは以下のような治療方針が考えられる［図3］．

筋痙縮に代表される侵害受容性疼痛を重視する立場であれば鎮痛薬・筋弛緩薬投与，リラクゼーションを含めた理学療法を考えるであろう．これはいわゆるリハビリテーション的な考え方になろう．神経障害性疼痛の観点からは神経ブロック，あるいは症状の激烈さ，特に神経脱落症状から手術を勧める立場もあろう．前者はペインクリニック的な後者は整形外科的対処といえよう．また心理的苦悩を重視する立場からはカウンセリングや認知行動療法の提案がなされるかもしれない．

いずれの対処も主たる病態をどう判断するかという立場の違いであり，

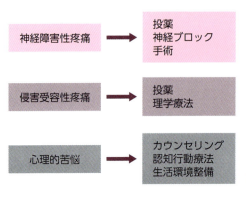

[図3] 病態に応じた治療

誤りということはない．ただ包括的ではないのである．身体的治療は完全治癒を保証するものではない以上，患者の心理的要因，社会環境的要因を完全に払拭することは非常に困難である．当然，心理的アプローチも身体的要因がある以上，患者の愁訴をすべて消し去る力はない．

　考えられる身体的要因に対処しつつ，患者の不安を払拭し，時には生活が成り立つようにアドバイスを行い，実際の道筋をつけてやるのが理想的な対処ということになる．このすべてを一医師，もしくは一診療科が担うということは非常に難儀なことである．どこかに取りこぼしが生じ，あとは自分で考えてくださいということになりがちである．見て見ぬふりをするわけである．このような取りこぼしが後々慢性疼痛の一因となることは多く報告されているとおりである．ましてやすでに慢性化した腰痛では治療に難渋することとなる．

☑5. 集学的治療の意義

KEY NOTE 5

- 他診療科・メディカルスタッフとの連携，集学的治療の意義は治療の取りこぼしをできる限り少なくしようとする試みである．

　包括的な治療によって患者の愁訴の内奥にできる限り切込み対処するためには複数のセクションとの連携が効率的である．どのような部署と連携を図るかは主治医のさじ加減である．実際，自分だけで対処可能な症例も多く存在する．しかし，本邦における運動器の慢性疼痛は約15〜20％に上がるとの報告からも，5人に1人は急性痛から慢性痛に移行してしまうのが現状である．

✔ 6. 集学的治療形態

KEY NOTE 6

- 集学的治療には multidisciplinary と interdisciplinary が存在する [表1].

1. Multidisciplinary approach

　それぞれの診療科や医療施設で1人の患者を診療する形態である．1つの症例を複数の診療科で診療を行う点で包括的といえる比較的形成しやすい診療形態である．しかしそれぞれの思惑で診療が進むため統一性に欠けるきらいがある．神経科でカウンセリングを進めている途中に，整形外科で手術を行うことが決まってしまったなどのケースである．また紹介しっぱなしで丸投げ状態となることもままある落とし穴である．

　このため各診療科間での情報の共有，治療方針の決定のため診療カンファレンスを行うことが必須となる．Multidisciplinary な診療形態ではこのカンファレンスを行うことが一苦労である．各診療科医師やコメディカルが一同に会しえる時間を設定するのに難儀する．またカンファレンス自体もそれぞれの診療立場を忖度し報告会に終わってしまう形骸化もよくみられるものである．これらの不都合を防ぐため，カンファレンスはインターネット，イントラネットを利用したものとする，治療目標を設定した統一された様式のカンファレンスシートを用意するなどの工夫が必要となろう．どの科がイニシアティブをとるのかもはっきりしておく必要がある．

2. Interdisciplinary approach

　複数の診療科や医療スタッフがかかわり診療を行う点は multidiscipli-

Multidisciplinary な診療形態	Interdisciplinary な診療形態
・設置が比較的容易 ・統一した治療目標が曖昧となりやすい ・カンファレンスが形骸化しやすい	・新たな診療スペース，スタッフの確保が必要 ・統一した治療目標を設定しやすい ・1つの診療科として機能する

[表1] 集学的治療の診療形態

nary な診療形態と同様である．異なる点は疼痛診療科ともいうべき 1 つのセクション（診療科）を形成しその中で診療を行う点である．同日，同一空間で各診療が行われるのが原則的である．当然，各スタッフ間の連携は取りやすい．お互いに声を掛け合いながらの診療が可能である．より理想的な包括診療形態といえる．

しかし interdisciplinary な診療形態を整えるためには場所，人の確保が必要となる．個人の好意や熱意だけでなしえるものではなく，病院当局との折衝が必要で，さまざまな調整を要する．各診療科スタッフが一同に会して診療を行うにあたり診療報酬をどのように請求するかも詰めておく必要がある．入院加療をも視野に入れるのであればベッドの確保は必要である．以上，診療形態としては理想的ではあるが，multidisciplinary な診療形態と比較するとより大掛かりで，病院の診療区分に組み込まれる必要がある．この場合もカンファレンスは必須である．Interdisciplinary な診療形態の場合，イニシアティブは全体，集団指導体制となる．

このような診療形態での疼痛診療は欧米にみられるペインセンターで実施されているほか，本邦でも愛知医科大学，福島県立医科大学，当院など複数の施設で試行されている．

✓ 7. 集学的治療にかかわるスタッフ

KEY NOTE 7

- 集学的治療にかかわるスタッフは症例に応じて変動的だが多くのスタッフがかかわる [表 2]．

1. 理学療法士・作業療法士

体力・筋力・身体の柔軟性を確保するのみではなく，疼痛発生を避ける合理的な動作獲得，動作に伴う恐怖を克服するための実働部隊である．ここで運動による疼痛恐怖を克服することは認知行動療法的にも重要である．理学療法は社会生活を送るうえでの身体的基盤のみならず心理的基盤を確保する役割である．

- 理学療法士・作業療法士
- 心理療法士
- 薬剤師
- 栄養士
- ソーシャルワーカー
- 看護師
- 医師

[表2] 集学的治療にかかわるスタッフ

2. 心理療法士（臨床心理士）

患者の心理的側面に対するケアを行う．症状に対するこだわり，不安・抑うつ，恐怖などを形成する心理機構の客観視を促し自立を支援してもらえる．神経科医師と共同で疾患の治療として，もしくは単独でカウンセリングを行う．

3. 薬剤師

慢性腰痛の場合，ドクターショッピングを経ているケースも多く，その都度処方された薬剤を自己判断で服用しているケースがままみられる．特に高齢者では過剰な投薬がふらつき，意欲減退の原因となっていることもあり，注意が必要である．投薬内容の整理，効果的な服用の指導に薬剤師の果たす役割は大きい．

4. 栄養士

慢性腰痛患者は行動の制限から多少なりとも廃用障害に陥っており，食事内容にも偏りを生じているケースが多い．慢性痛は一般に女性・高齢者に多い傾向があるが，加齢的な筋萎縮を伴うサルコペニアに対する対策としても栄養指導は重要である．

5. ソーシャルワーカー

ソーシャルワーカーは医療費をはじめ患者の経済的問題，介護用品など住環境の整備，介護者の手配など医療から社会生活への橋渡しを担う．実際には福祉制度に基づいてアドバイスや関係機関への連絡・手配を行う役職である．腰痛治療の目的を疼痛軽減だけではなく社会生活復帰とするにあたり非常に重要な一員である．

6. 看護師

　　患者の愁訴を傾聴し，検査・治療の介助などの診療の補助役を担う．各職種間の連携をスムーズに行うために重要な位置を占める．医師に話さないような心情や生活上の苦悩を看護師に吐露されることは日常よく経験するところである．この点を踏まえ，生活習慣の指導を担う場合も多い．

7. 医師

　　医師は診療の中心をなし，これら他職種をまとめ治療の方向性を決める役割がある．

　　治療に相当程度長期を有する場合，患者の病態も変動する．当初，はっきりしなかった身体異常所見が経過中に red flag として認識されるようになる場合もある．その都度，ていねいな診察が肝要である．腰痛診療には整形外科医，リハビリテーション医，神経科医，麻酔科医が主に関わることが多いが，内臓疾患が腰痛という愁訴で表現されるケースもあることに注意を要する．

☑ 8. 治療はオーダーメード

KEY NOTE 8

- 万人に有効な処方箋はない．

1. 治療の実際

　　疼痛体験はきわめて個人的なものであり，患者の年齢，生活環境，生育環境，性格のみならず，地域によっても疼痛感受性は異なる．したがって万人に共通する有効な処方箋はない．

　　ここでは当院で行っている形式を参考までに紹介する．

　　外来診療は 3 つのブースを使用し整形・リハビリ医師，神経科医師，心理療法士が同日に診療を行う体制とした．身体的治療上必要があれば身体

	月	火	水	木	金
午前	ガイダンス 疼痛講義 理学療法	理学療法	疼痛講義 理学療法	理学療法	理学療法
午後	理学療法 面談	理学療法	理学療法 面談	理学療法	理学療法 面談

[表3] 入院加療スケジュールの1例

機能訓練を処方し，続けて理学療法士による機能訓練を行う．理学療法は必ず行うわけではなく，患者に自立性があれば運動指導のみとすることもある．

心理療法も同様である．治療の過程で手術など専門領域の加療が必要であればその都度紹介する．

入院加療は原則2週間とし，表3に示すスケジュールで診療を行う．診察は随時行うこととし，スケジュールには含めていない．面談にはカウンセリング，薬剤指導，栄養指導を含む．診察は随時行うこととし，スケジュールには含めていない．週末の診察時には結果のフィードバックを行うようにしている．

担当した患者に関してカンファレンスを行う．図4に現在用いているカンファレンスシートを示す．カンファレンスシートは電子カルテに取り込み，随時参照できるようにしている．

2. 集学的治療の目指すもの

集学的治療のゴールは完全な除痛ではなく，疼痛によって障害されている社会性を回復することである．具体的には復職，復学，日常生活の自立である．疼痛に対するこだわりを氷解し，人生に向き合う自信・自尊を回復してもらうことを目標とする．そのためには手術に代表される身体的アプローチが不可欠なこともある．集学的治療では認知行動療法に代表される心理・社会的アプローチが強調されるが，身体的な診察，診断は不可欠である．

5 他診療科・メディカルスタッフとの連携（集学的治療）

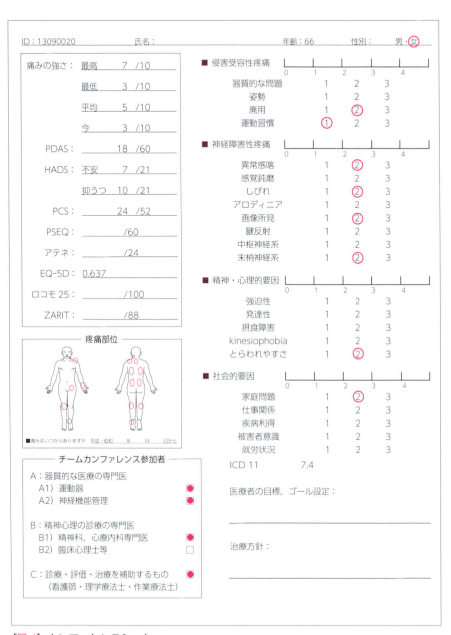

[図 4] カンファレンスシート

9. 集学的治療の有効性

KEY NOTE 9

- 集学的治療に有効性はあるか？
- 疼痛行動の回避には有効．完全鎮痛が得られるわけではない．

このような集学的治療は治療上，有効であろうか．

集学的治療に関するレビューでは慢性疼痛に対する集学的治療は対象群と比較して有効であったと報告されている．その際，治療内容による差異は認めなかったとされる[4]．単独の治療と比較して集学的治療は休職中の慢性疼痛症例に対する有意な復職有効性を認める報告もなされている．

生物・心理・社会学的リハビリテーションに対するシステマティックレビューでは慢性腰痛に対して身体機能に対する強い有効性を示し，疼痛に対しては中程度の有効性を認めている[5]．

10. 集学的治療の問題点

KEY NOTE 10

- 集学的治療は発展途上の治療法である．

集学的治療では各分野のスタッフが痛みに関する生理学的知識，身体的病理を理解している必要がある．その上で心理・社会的要因の疼痛における病理へも深い理解が求められる．これらの共通認識に立って治療方針を定める必要がある．このようなスタッフの確保および維持が第一の問題であろう．今後，関連学会・講習会などでより一般の理解が進むことを期待したい．

集学的治療は痛みに対するこだわり，恐怖からの解放，実生活における自信・尊厳を回復するものである．そのためにはおのずと家庭・職場の理

解，協力をはじめとして生活環境整備が必要となる．つまり，集学的治療の目的を貫徹するためには医療機関内では完結しえないのである．家庭・職場の理解，協力をとりつけ，さらに社会福祉制度や施設の活用を検討する幅広い視点とシステムの構築が必要である．医療施設外の機関とどのように効率的に連携していくかはこれからの課題である．

さらに集学的治療におけるコストパフォーマンスが十分検討されていない点も考慮が必要である．この綿密な治療システムも医療経済的に成り立たなければ存続は難しい．

運動器疼痛の中で慢性疼痛を有するものは20％弱と報告されていることより，潜在的ニーズは高いはずである．効果的な治療内容・成果とそれに費やされるコストとの検討が必須である．

文献

1) Loeser JD. Concept of pain. In: Stanton HM, Boas RA, editors. Chronic Low Back Pain. New York: Raven Press; 1982. p.146.
2) Naomi I. Eisenberger: The pain of social disconnection: examining the shared neural underpinnings of physical and social pain. Nat Rev Neurosci. 2012; 13: 421-34.
3) Anno K, Shibata M, Ninomiya T, et al. Paternal and maternal bonding style in childhood are associated with the prevalence of chronic pain in general adult population: the Hisayama study. BMC Psychiatry. 2015; 15: 181.
4) Scascighini L, Toma V, Dober-Spielmann S, et al. Multidisciplinary treatment for chronic pain: A systematic review of interventions and outcomes. Rheumatology (Oxford). 2008; 47: 670-8.
5) Guzmán J, Esmail R, Karjalainen K, et al. Multidisciplinary bio-psycho-social rehabilitation for chronic low back pain. Cochrane Database Syst Rev. 2002; (1): CD000963.

〈村上孝徳〉

III. 腰痛をどう治す？

心理・社会的要因の評価と対応

 1. 痛みに対する評価

KEY NOTE 1

- 痛みに対する評価法は主観的な評価で，客観的評価法は確立されていない．

　痛みは共有できる感覚ではなく，客観的な定量は不可能である．それは，痛み感覚には以下のような要素が色濃く反映されるからである．第一に，痛みに対する感受性に影響する生育環境がそれぞれ異なる点である．これは，各個人で疼痛体験が異なるとも言いかえられる．第二に，年齢，性別，文化的背景などの違いにより痛みに対する閾値や疼痛表現が異なる点が挙げられる．たとえば，David B. Morris はその著書「痛みの文化史」の中で，敬虔なクリスチャンは，痛み・苦悩をキリストの苦難を追体験することであり，むしろ喜びであると考える，ということを紹介している．第三に，同一症例でも身体的・心理的・社会的状況が変化すると疼痛閾値がその都度変化する点が挙げられる．

2. 患者に話させよう

KEY NOTE 2

- まずは話を聞くこと．

　心理・社会的要因の評価をするにあたり，次項から紹介するさまざまな評価法を用いることは客観性という観点から重要である．しかし，何といっても患者の話を聞くことが最も重要である．

　話を聞くことの有益性は情報を得る，信頼関係を構築するなどのほか愚痴を含んだ多くを語らせること自体が治療になることを強調したい．

　客観性をもつとされる指標が必ずも個人のすべてを表すわけではないことに留意したい．臨床上，患者の痛みの程度を数値化し評価することは無理があるが，理解のために必要なことでもある．

　次項からよく用いられる代表的な心理・社会的要因の評価を紹介する．

3. Hospital Anxiety and Depression Scale (HADS)

KEY NOTE 3

- HADSは抑うつと不安に関する精神状況を計測する尺度である．

　HADSは身体的症状を有する患者の抑うつと不安に関する精神状況を計測する尺度である．自己記入式質問票で1983年にSt. James' University Hospitalの医師らによって開発された[1]．日本語版は国立神経精神センターの北村俊則によって提供された．この評価法はそれぞれ7項目のスコアで不安と抑うつを評価するもので，採点は0～3点の4点法である．より高得点で心理的苦悩が強いと判断される．臨床的には8～10点は苦悩

- 身体的有症状者における不安・抑うつの尺度
- 臨床的には8〜10点は苦悩の可能性
- 11点以上は明確な苦悩

[表1] HADSの要点

の可能性あり，11点以上は明確な苦悩を示す［表1］．

4. Pain Disability Assessment Scale (PDAS)

KEY NOTE 4

- PDASは行動による痛みの評価を行う尺度である．

　PDASは行動による痛みの評価を行う尺度である．1997年に九州大学診療内科の有村達之らによって開発された．内容は「買い物に行く」「ベッドから起き上がる」など20項目を4段階で評価するものである．点数が高ければ疼痛により日常生活が障害されている度合いが高くなる．また，PDASは抑うつ重症度，役割機能障害との間に有意な相関がみられることが報告されている[2]．

- 疼痛による生活障害の尺度
- 抑うつ重症度，役割機能障害との間に有意な相関がみられる
- 高得点であるほど障害の度合いが高い

[表2] PDASの要点

5. Pain Catastrophizing Scale (PCS)

KEY NOTE 5

- PCSは否定的な感情から身体症状への過度の注意集中やとらわれを評価する尺度である．

　Pain catastrophizing は心理学者である Albert Ellis によって考案された用語である．痛みがもっとひどくなる，痛みに対して無力であるなど，痛みに対する過度のとらわれが日常生活を制限する悪循環に陥る．痛み体験を回避しようとする行動がかえって痛みに対する恐怖心を招き，ますます日常生活を控えようとするのである．恐怖心と回避の悪循環の中で痛みが維持されていく．ADL の低下は廃用障害，抑うつ傾向を招き，痛みへの意識がより強化される．Pain catastrophizing は痛みの遷延化における大きな要素である．このような悪循環は fear-avoidance model として理解されるものである［図1］．PCS は痛みの破局か思考を構成する 3 要素，反芻・拡大視・無力感を評価する尺度である[3]．

　近年，脳機能画像の進歩により，右眼窩前島皮質，前頭前野では恐怖を含んだネガティブな要素を，左側同部位はポジティブな思考を司ることが

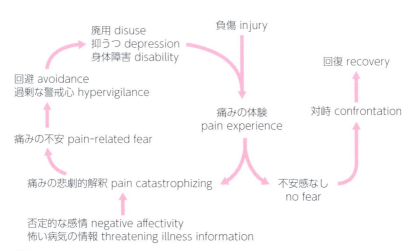

[図1] Fear-avoidance

- 否定的な感情から身体症状への過度の注意集中やとらわれを評価する尺度である
- 高得点であるほど障害の度合いが高い
- 痛み慢性化における大きな要因である

[表 3] PCS の要点

明らかとなっている．Fear-avoidance は右脳の過活動や左脳の活動性低下，あるいは両者のフィードバック機能の破綻が想定され，興味深い[4]．

6. Brief Scale Psychiatric Problem in Orthopaedic Patients (BS-POP)

KEY NOTE 6

- BS-POP は整形外科患者に対する精神医学的問題を評価するための簡易質問表である．

BS-POP は，福島県立医科大学の整形外科と精神科が共同で開発した，整形外科患者に対する精神医学的問題を評価するための簡易質問表である．臨床現場で精神医学的問題を短時間にスクリーニングすることを目的としたものであり，特徴は，患者自己評価用の質問表と医師による患者評価のための質問表の 2 種類が用いられることである．それぞれ 1 問につき 1〜3 点が配分され，総得点が高いほど異常と評価される．BS-POP 患者用は抑うつ，睡眠障害などに関する 10 項目から構成され，医師用は人格障害に関する 8 項目から構成され，得点範囲は 8〜24 点となっている．一方，BS-POP 得点範囲は 10〜30 点である．BS-POP 医師用を単独で用い

- 整形外科患者に対する精神医学的問題を評価するための簡易質問表
- 患者自己評価用の質問表と医師による患者評価のための質問表の 2 種類が用いられる
- 医師用を単独で用いる場合は 11 点以上，医師用・患者用を組み合わせて用いる場合は医師用 10 点以上かつ患者用 15 点以上の場合に精神医学的問題が関与すると判定される

[表 4] BS-POP の要点

る場合は11点以上，医師用・患者用を組み合わせて用いる場合は医師用10点以上かつ患者用15点以上の場合に精神医学的問題が関与すると判定される．両者の組み合わせ評価で総合的に判断する[5]．

7. Athens Insomnia Scale (AIS)

KEY NOTE 7

- AISは世界共通の不眠尺度である．

　アテネ不眠尺度（AIS）はWHOが中心となって組織された「睡眠と健康に関する世界プロジェクト」によって作成された世界共通の不眠判定法である．オリジナル版は2000年に公表されている．8つの質問に4段階の回答があり（0〜3点換算），最大24点で数値化し，客観的に不眠度を測定できるよう構成されている．

　睡眠不足や睡眠障害による休養の不足は心身に悪い影響をもたらすと考えられている．たとえば，短時間睡眠や不眠が続いた場合，日中の強い眠気，作業能率・注意力の低下，抑うつなどが現れ，QOLを阻害する因子となりうる．また，うつ病では，諸症状に先駆けて不眠が出現する場合が多く，その発症や再発を予見する症状として睡眠障害は注目されている．長期間持続する不眠によって，うつ病へ移行しやすくなることも報告されている[6]．

- 世界共通の不眠判定法
- うつ病では，諸症状に先駆けて不眠が出現する場合が多く，その発症や再発を予見する症状として睡眠障害は注目されている

[表5] AISの要点

8. General Self-Efficacy Scale (GSES)

KEY NOTE 8

- GSES は人の行動を決定する重要な認知変数である．
- 認知行動療法において広く測定されており，変容のターゲットとされる変数である．

　Self-efficacy は自己効力感と訳される．1977 年に Bandura によって提唱された概念であり，何らかの行動を遂行できるかどうかという予期を表す．このような予期の一般的な傾向を測定するために開発されたのが GSES である．

　近年，本邦においても self-efficacy の重要性が臨床のみならず教育，産業，予防医学といった広い分野で認識され利用されつつある．これは self-efficacy が客観的に測定できる行動変容の先行要因であり，変容可能な認知的変数と捉えられているためである．Self-efficacy がその個人の行動変容を予測し，情動反応を抑制する要因となっている．つまり，self-efficacy が高ければストレスフルな状況に遭遇しても身体的・精神的な健康を損なうことなく問題解決行動を行えるといえる[7]．

- 人の行動を決定する重要な認知変数
- Self-efficacy は個人の行動変容を予測し，情動反応を抑制する要因である

[表 6] GSES の要点

9. Narrative-based Medicine (NBM)

KEY NOTE 9

- NBM は個人を理解しようとする概念である.

　NBM は「物語に基づく医療」と訳され, 1980 年代に家族療法から生まれた narrative theory を基礎とした考え方である. 元来, 英国の general practice から発生したものである. 現代の医療の基礎となっているのは根拠・統計・科学性を重んじる EBM であるが, それを強調しすぎることへの反省から近年重視されている.

　NBM では個々の患者にはそれぞれの人生や疾患に対する物語があり, その物語を患者と治療者が共有することで EBM に基づく医学と個々人に対する医療との間の溝を埋めようとするものである. Narrative とは語りあるいは物語と解される. 患者の語る物語を受け入れ, 医療者との対話の中から新しい物語を創造することを基本とする. したがって NBM では EBM のようにデータを汎化することは困難であくまでもその治療は個人にしか適応できないうらみがある. しかし, 患者の心理・社会的背景を把握したうえでそれを治療に生かすには NBM 的な視点が重要になる.

　NMB は EBM と対立するものではなく, 治療における両輪として相補うものと考えることが大切である. 両者は考え方の相違というよりアプローチの相違ととらえ double standard, 柔軟なとらえ方をすることである [図 2].

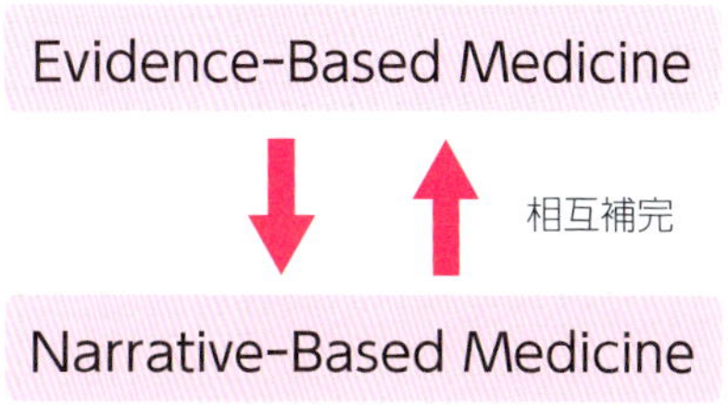

Evidence-Based Medicine

 相互補完

Narrative-Based Medicine

[図 2] EBM と NBM

10. 心理・社会的評価の意義

KEY NOTE 10

- 心理・社会的評価は個々の患者の病態をより深く理解するためのものである．

　上に挙げた心理・社会的評価法で，これ 1 つだけ行えば OK というような都合のよいものはない．これらの評価法は多方面から症例をより深く理解するためのツールである．それぞれに得意とする面があるが完全無欠ではない．ここに複数の評価を行わざるを得ない所以である．また，評価結果はその時点での状態を表しているにすぎず，1 回の評価をもって患者像を決めつけないことが必要である．

　心理・社会的要因は家庭環境，学校・職場環境など患者を取り巻く環境の状態によって変動する．しかし，これらの検査では具体的な人間関係や生活環境をあぶり出すことはできない．評価用紙を渡し，記入された結果をみてそれでよしとするのではなく，問診，患者との会話をすることが必須である．

　また，特に慢性腰痛ではその病態形成に心理・社会的要因が強調されるあまり，身体的な診察，病理の検討がおろそかになりがちである．一般に慢性痛の治療には長期を要するが，その間に身体要因が初診時とは異なっていることは日常よく経験されることである．器質的要因にはつねに気を配る必要がある．器質的要因に対する治療と並行し，心理・社会的要因に対するアプローチをすることが必要である．

　心理・社会的要因が明らかになった場合，まず手を付けることは患者認知の変容である．Fear-avoidance に代表される疼痛行動をいかに変容させるかという点が考えどころである．アプローチとして薬剤投与，心理療法，認知行動療法が挙げられよう．認知行動療法には身体機能訓練も含まれる．これらの治療法を通して pain catastrophizing を克服する，または self-efficacy を向上させることが目的とも言い換えられる．これらの治療アプローチによる有効性に関しては多くの知見が報告されている[8]．

　認知の変容は患者個人に対するアプローチであるが，家族間の葛藤，家

族間の交流不全など家族病理，職場や学校など環境的病理が垣間見られるケースも少なからず存在する．このような場合，患者個人の努力ではいかんともしがたい壁にぶち当たる．対応として家族，職場関係者，学校関係者との面談・治療協力の要請が必須であるが，絵に描いたように都合よく運ぶことは少ない．それぞれの事情，時には経済的な問題が絡むからである．治療者としては患者の治療が最優先ではあるが，受け入れ側への配慮も必要である．この問題に妙案はなく，複数回の時間をかけた面談，すり合わせを行うしかない．場合によっては苦渋を伴う転居など家族関係のリセット，転職を提案せざるを得ないケースもあり，タフ・ネゴシエーションとならざるを得ない．

　俯瞰してみると心理・社会的側面へ治療のアプローチは何らかの果実を得るために半年，1年と長期を有する覚悟が必要である．

📖 文献

1) Zigmond AS, Snaith RP. The hospital anxiety and depression scale. Acta Phychiatr Scand. 1983; 67: 361-70.
2) 有村達之，小宮山博朗，細井昌子．疼痛生活障害尺度の開発．行動療法研究．1997; 23: 7-15.
3) 松岡紘史，坂野雄二．痛みの認知面の評価: Pain Catastrophizing Scale 日本語版の作成と信頼性および妥当性の検討．心身医学．2007; 47: 95-102.
4) Seminowicz DA, Wideman TH, Naso L, et al. Effective treatment of chronic low back pain in humans reverses abnormal brain anatomy and function. J Neurosci. 2011; 31: 7540-50.
5) 渡辺和之，菊地臣一，紺野愼一，他．整形外科患者に対する精神医学的問題評価のための簡易質問票（BS-POP）―妥当性の検討．臨整外．2005; 40: 745-51.
6) Okajima I, Nakajima S, Kobayashi M, et al. Development and validation of the Japanese version of the Athens Insomnia Scale. Psychiatry Clin Neurosci. 2013; 67: 420-5.
7) 坂野雄二．一般性セルフエフィカシー尺度の妥当性の検討．早稲田大学人間科学研究．1989: 2; 91-8.
8) Zgierska AE, Burzinski CA, Cox J, et al. Mindfulness meditation and cognitive behavioral therapy intervention reduces pain severity and sensitivity in opioid treated chronic low back pain: pilot findings from a randomized controlled trial. Pain Med. 2016; 17: 1865-81.

〈村上孝徳〉

Ⅳ. 腰痛を起こさないために（腰痛予防のストラテジー）

1 日常生活指導

☑ 1. 腰痛の発生因子

KEY NOTE 1

- 作業姿勢では，体幹の屈曲・回旋，長時間同じ姿勢，重量物挙上が腰痛発生のリスク！
- 腰痛発生後は活動性維持や早期職場復帰が再発予防に有効！

　腰痛の発生要因には，動作要因，環境要因，個人的要因，心理・社会的要因があり，腰痛を予防するためには多方面からのアプローチが必要となり，それが腰痛発生予防や再発予防の困難さと結びついている．

　職業別では2001年の帖佐らの報告では，運輸業，看護職に多いと報告されている[1]．また最近では介護職での有病率が高いという報告も多い．ともに腰痛の発症要因として，中腰での作業，運転や重量物の挙上などの作業内容との関連を指摘されている．腰部への身体的負荷が大きい作業は，腰痛発症の危険因子である[2]．体幹の屈曲や回旋を伴う作業や，定期的に姿勢を変えることのできない作業は，腰痛の発生頻度を増加させること[3]，また体幹の屈曲と回旋を伴う作業，および重量物の挙上を伴う作業は腰痛による休業の危険因子であること[4]について報告されている．

　しかし一方で，腰痛予防の観点から，現在，職場でのこのような腰痛予

防のための姿勢指導や正しい動作の教育などが有効であるとする報告はない．いったん腰痛を生じた場合は，腰痛発症後も痛みに応じた活動性維持や仕事内容の変更などによる早期職場復帰が，腰痛再発を予防するために有効である[5,6]．

心理・社会的要因も腰痛発症に影響を与えていると言われている[7]．特に仕事に対する満足度の低さ，うつ状態，社交性の低さ，恐怖回避信念が腰痛の予後不良因子として挙げられている[8]．このようなハイリスク群には，腰痛発症後の早期の心理指導などの介入が腰痛の慢性化や身体障害発生を防ぐ．

2. 腰痛発症の危険因子

KEY NOTE 2

- 運動不足や喫煙は腰痛発症の危険因子である．

個人の生活習慣と腰痛発症について，高いエビデンスレベルの報告はないが，コホート研究の結果からは運動不足や喫煙は腰痛発症の危険因子であること，肥満（BMI 高値）と腰痛の間に有意な相関はないことが言われている[2]．

運動習慣がある高齢者の方が，新たな腰痛の発症が少なかったという点は，高齢者に対しても運動療法を勧める理由となる．運動療法自体は慢性腰痛治療においても強く推奨されている．喫煙については腰椎椎間板ヘルニア発症との関連も指摘されている．その他，動脈硬化性疾患や呼吸器疾患，悪性疾患への影響も含め，禁煙を勧めることに否定的な意見はないと考えられる．肥満と腰痛発症については，有意な相関はないとする論文が多いが，一方で 2016 年の論文で，腰部椎間板症患者において，高い BMI (Bone Mass Index) は，腰痛 VAS (Visual Analogue Scale) や RDMI (Roland-Morris Disability Index)，ODI(Oswestry Disability Index) と関連しているとする報告もされており[9]，やはり椎間板へのメカニカルストレスを減じることは重要であると考えられる．

✔ 3. 日常生活指導のポイント

KEY NOTE 3

・腰痛を発生させない！　そして，慢性化させない！

　腰痛を発生させる因子としては，前述のように体幹の屈曲・回旋，長時間の同じ姿勢，重量物挙上などの作業姿勢が関連している．姿勢指導や正しい動作の教育が有効とするエビデンスはないと言われているが，このような作業姿勢と腰痛の関連について周知することは重要であり，腰痛による欠勤・離職などを防ぐためにも，職場で腰痛発生を予防していく努力をする必要があると考える．重量物挙上時には，中腰の姿勢をとらないようにすること，または1人ではなく複数人で対応することなどの指導を行う．

　運動療法について詳しくは後述されるが，体幹部の筋力強化が重要である．腰椎前屈で疼痛が出現する椎間板性腰痛の場合は，腰椎の理想的な前弯を維持するための背筋群の強化，また腹圧を上昇させる腹横筋や内外腹斜筋の強化を行うことが重要である．

　脳血管・心血管疾患との関連，呼吸器疾患との関連，各種悪性疾患との関連は一般的によく知られているが，運動器疾患においても椎間板変性や腰痛の危険因子であることはなかなか知られていない．禁煙が重要であることを整形外科医からも伝える必要がある．しかし禁煙指導と言っても，なかなか喫煙者に禁煙を実行させることは難しい．近年では禁煙治療が保険適応となっているため，禁煙外来などへの受診を勧めることも1つの手段である．

　また，いったん腰痛を発症した後も，できるだけ早期に職場復帰させるよう促すことが腰痛の慢性化を防ぐことにとても重要である．急性期の薬物療法などの保存療法に加え，職場内での配置転換など，職場の協力体制を得ることも重要である．

　日本整形外科学会腰痛診療ガイドラインに記載されているエビデンスを中心に職場での注意点，個人の生活習慣上での注意点を述べた．多くの国

民が悩んでいる腰痛は，前述のように多数の因子が発生に関わっているため，今後予防を語る上でも，さらなるエビデンスを蓄積していくことが重要であると考える．

📖 文献

1) 帖佐悦男，田島直也，松元征徳，他．職業性腰痛の疫学．日腰痛会誌．2001; 7: 100-4.
2) 日本整形外科学会，日本腰痛学会，監修．腰痛診療ガイドライン 2012．東京: 南江堂; 2012.
3) Guo HR. Working hours spent on repeated activities and prevalence of back pain. Occup Environ Med. 2002; 59: 680-8.
4) Hoogendoorn WE, Bongers PM, de Vet HC, et al. High physical work load and low job satisfaction increase the risk of sickness absence due to low back pain: results of a prospective cohort study. Occup Environ Med. 2002; 59: 323-8.
5) Williams RM, Westmorland MG, Lin CA, et al. Effectiveness of workplace rehabilitation interventions in the treatment of work-related low back pain: a systematic review. Disabil Rehabil. 2007; 29: 607-24.
6) Gatchel RJ, Polatin PB, Noe C, et al. Treatment- and cost-effectiveness of early intervention for acute low-back pain patients: a one year prospective study. J Occup Rehabil. 2003; 13: 1-9.
7) Linton SJ. Occupational psychological factors increase the risk for low back pain: a systematic review. J Occup Rehabil. 2001; 11: 53-66.
8) Kent PM, Keating JL. Can we predict poor recovery from recent-onset nonspecific low back pain? A systematic review. Man Ther. 2008; 13: 12-28.
9) Stienen MN, Joswig H, Smoll NR, et al. Influence of body mass index on subjective and objective measures of pain functional impairment, and health-related quality of life in lumbar degenerative disc disease. World Neurosurg. 2016; 96: 570-7.

〈手束文威〉

Ⅳ. 腰痛を起こさないために（腰痛予防のストラテジー）

腰痛予防のための運動療法

　腰痛予防に対する効果的な運動療法や介入に関する一定の見解は得られておらず，運動と教育を組み合わせて行った場合，運動のみ行った場合に効果的な可能性があると示唆されている[1]．ここでは，腰痛の発生因子と腰部に加わるメカニカルストレスから考えられる腰痛予防のための運動療法を述べていく．

☑ 1. 腰痛の発生因子

KEY NOTE 1

- **椎間板変性の予防が大切！**

　深刻な原因のない腰痛の代表である椎間板腰痛や椎間関節性腰痛は図1で示すように椎間板変性を起因とする．このため，椎間板変性を予防することが腰痛予防の1つのポイントとなる．椎間板変性には，遺伝や喫煙，動脈硬化症や糖尿病，肥満や職業・スポーツなどのメカニカルストレスが関連している[2]とされている．
　運動療法に関連する椎間板へのメカニカルストレスについて考えると

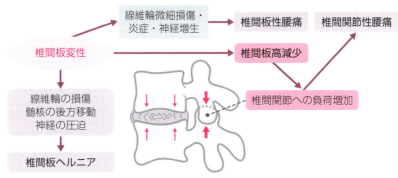

[図1] 椎間板変性から続く腰痛発生メカニズム

Nachemson[3]やWilkeら[4]が報告するように，椎間板内圧は屈曲位で高まる．このことから，腰椎の前弯を保ちながら生活することが，椎間板変性の予防につながる．しかしながら，座位での活動が多い現代生活では腰椎後弯，骨盤後傾位になることが多く，必然的に椎間板への負荷は増大する．このため，長時間の座位は避け，定期的に立位になるなど，生活様式を変容することも椎間板変性の予防には重要となる．

また，椎間板高の減少は椎間関節への負荷増大につながり，結果として椎間関節性腰痛につながる可能性が高い．このことからも，まずは椎間板変性を防ぐことが腰痛予防につながると考える．

☑2. 機能面からの椎間板変性，椎間板性腰痛予防 [図2]

KEY NOTE 2

- 機能評価が大切！
- 椎間板変性，椎間板性腰痛には体幹伸展機能，股関節屈曲機能が重要！

　前述したように椎間板変性，椎間板性腰痛を予防するためには，適度な腰椎前弯，骨盤前傾が必要になることから，それらに関連する機能を維持

```
┌─────────────────┐   ┌─────────────────────┐   ┌─────────────────┐
│ 体幹伸展機能評価 │   │ 隣接関節の評価（股関節）│   │  動作・姿勢評価  │
└────────┬────────┘   └──────────┬──────────┘   └────────┬────────┘
         ↓                       ↓                        ↓
・腰椎前弯困難          ・股関節屈曲可動性低下      ・腰椎後弯・骨盤
　(可動性低下)          ・背筋での腰椎前弯運動       後傾位の運動
・脊椎分節的な伸展
　運動不可
         ↓                       ↓                        ↓
①脊椎の分節的伸展        ①ハムストリングスの       運動・姿勢改善
　可動性改善運動            ストレッチ             (全身のmotor control)
②脊椎分節的伸展運動      ②椅坐位での骨盤前傾運動
③Hand-knee 下肢挙上
```

[図 2] 椎間板変性，椎間板性腰痛予防に対する考え方

する必要がある．また，このことは，屈曲型腰痛（腰椎への屈曲ストレスを主とする腰痛）の予防にもつながる．体幹伸展機能，股関節屈曲可動性を評価し，機能不全があるようであれば，それを改善する運動療法を提示する．

1. 体幹伸展機能評価

（1）体幹伸展可動性 ［図 3］

筋活動の影響を受けずに体幹伸展可動性を評価するために，四つ這い位からの体幹伸展動作を評価する．この動作の際，腰椎の前弯が困難な場合［図 3 右］，椎間板変性→腰痛のリスクが高いと判断し，運動療法を提示する．この評価肢位そのものが運動療法にもなる．

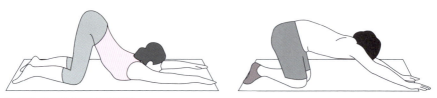

[図 3] 体幹伸展可動性評価
左: 評価姿勢．右: 改善が必要な一例．腰椎後弯が困難である．

(2) 体幹伸展動作（motor control も含む）[図4]

両手も使い腹臥位から体幹全体を伸展した時の体幹全体の伸展動作を評価する．この時の動きは体幹伸展筋の活動も起こっているので，可動性だけでなく，伸展動作の方法も評価する．伸展可動性が低下している場合[図4右]，椎間板性腰痛のリスクが高いと判断し，この伸展動作の運動療法を提示する．多裂筋の活動にて L4/5 の椎間板へのストレスが減少する[5]と報告されており，この運動中に筋活動（多裂筋）を促す．また，1分節での伸展動作を行う場合は，椎間関節性腰痛のリスクが高い．このため，他部位も伸展するように指導を行う．

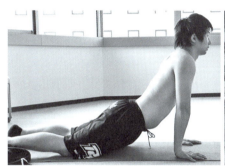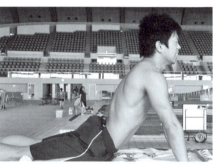

[図4] 体幹伸展動作評価
左: 全体としての可動性が低く，椎間板性腰痛のリスクが高い．
右: 可動性は高いが，1分節で伸展しているため椎間関節性腰痛のリスクが高い．

(3) Hand-knee での上下肢挙上 [図5]

上記の体幹伸展可動性，伸展動作で椎間板性腰痛のリスクが高いと判断した場合，椎間板内圧を減少させる作用をもつ多裂筋[6]を賦活化させる運動療法を提示する．さまざまなスタビライゼーションエクササイズ中の筋活動を確認した結果 hand-knee での上下肢挙上 Ex は多裂筋の活動が高

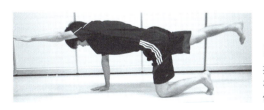

[図5] Hand-knee での上下肢挙上
指示をしないと骨盤後傾，腰椎後弯位になる者が多いが，腰椎，骨盤ともに中間位で行うことが大切である．

い[7]とされており，hand-knee での上下肢挙上 Ex を運動療法として提示する．

2. 隣接関節の評価（股関節）

腰椎前弯，骨盤前傾に保つためには，股関節の屈曲可動性とその動かし方が大切である．このため，その評価を行い，機能不全があれば，改善する運動療法を提示する．

(1) ハムストリングスの柔軟性評価

他動的な SLR にて評価する．タイトネスを認めた場合，腰椎前弯，骨盤前傾を保ったまま体幹前屈するハムストリングスのストレッチ方法［図6右］を提示する．

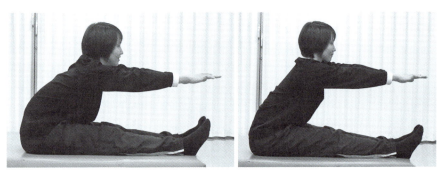

[図6] ハムストリングスのストレッチ
左: 骨盤後傾位．右: 椎間板内圧を高めないように骨盤前傾位を保っている．

(2) 椅坐位での骨盤前傾（股関節屈曲）動作評価 ［図7］

椅坐位での骨盤前傾(股関節屈曲)動作を評価する．骨盤を前傾する際，背筋群を過度に用い腰椎を前弯させることで骨盤を前傾するものは，背筋群が疲労してしまい，すぐに腰椎後弯，骨盤後傾になってしまう．このため，背筋群をリラックスし，股関節屈筋群を用いて骨盤を前傾する方法を指導し［図7右］，運動療法として身に着くまで行ってもらう．

2 腰痛予防のための運動療法

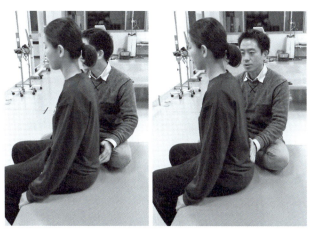

[図7] 骨盤前傾（股関節屈曲）動作の評価方法
背筋群の活動を触知し，過剰収縮するようであれば，股関節屈筋群を用いて，骨盤を前傾するようにフィードバックを行う．

3. 姿勢評価

　椎間板への負荷を考えると，適度な骨盤前傾，腰椎前弯を保っている姿勢で過ごすことが，椎間板変性，腰痛予防には重要である．特に腰痛予防

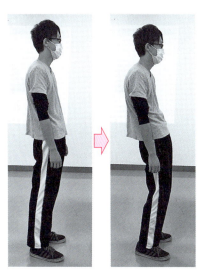 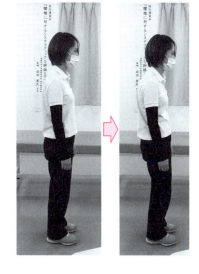

[図8] 患者の未来像評価

の観点からは，未来像を予測することが重要である．経験上，「○○さんが思う悪い姿勢になってください」という口頭指示による反応の多くは図8のように2つのタイプに分類される．「悪い姿勢になってください」という指示により，多くの者は力を抜く．この抗重力筋の力を抜いた姿勢が，老化により抗重力筋の活動が低下した未来像と考え，図8のように腰椎の前傾，骨盤後傾になっている者は，腰痛リスクが高いと判断し，修正する必要があると考える．このような場合，前述した体幹伸展機能評価，隣接関節の評価をし，機能不全の部分の運動療法を提示すると姿勢改善に至る可能性が高まる．しかし，現在腰痛などの問題を抱えていない場合，姿勢改善だけを促しても，変容させることは困難なことが多い．未来像からリスクを示し，予防を促すことが重要となる．

4. 動作評価 [図9]

椎間板変性や椎間板性腰痛を発症する者の多くは骨盤後傾位での運動学習をしていることが多い．腰痛予防の観点から，過度な骨盤後傾位での活動をしていた場合，修正し適度な腰椎前弯，骨盤前傾を保った動作を行うように指導する．姿勢の時と同様にまず，前述の機能不全を改善してからの方が，運動修正に至る可能性が高い．

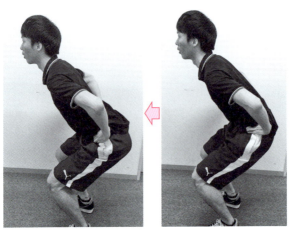

[図9] 動作評価
右図のように骨盤後傾で動作を行っていた場合，左図のように適度な腰椎後弯，骨盤前傾を保った動作に修正する．

3. 伸展型腰痛, 椎間関節性腰痛の予防

KEY NOTE 3

- 伸展型腰痛, 椎間関節性腰痛の予防には
  腹筋機能と肩関節屈曲可動性が大切!

椎間関節性腰痛は腰部伸展位で生じることが多く, 伸展型腰痛, 椎間関節性腰痛においても適切な体幹伸展動作が重要となる. また, 立位で体幹伸展する際に, 体幹部のコントロールは腹筋群が遠心性収縮をして担っており, 腹筋群遠心性機能の向上も腰痛予防には重要である.

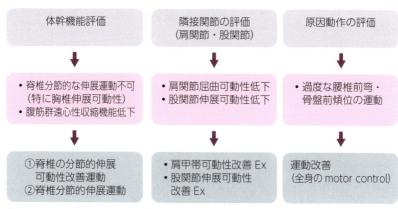

[図10] 伸展型腰痛, 椎間関節性腰痛予防に対する考え方

1. 体幹機能評価

(1) 体幹伸展動作 (motor control も含む)

体幹伸展動作の評価は, 前述した体幹伸展動作 [図4] で行う. 伸展型腰痛, 椎間関節性腰痛予防には, 1分節だけで伸展するヒンジ動作でなく, 体幹全体での伸展動作が必要となる. 特に胸椎の伸展動作が困難な場合が多く, 胸椎伸展挙動を意識した動作を指導する [図11右]. 胸椎伸展と肩甲骨の位置は関連しており, 肩甲骨を内転しながら伸展動作を指導する.

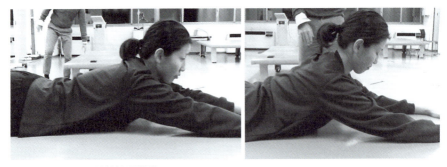

[図11] 胸椎部の体幹伸展挙動
左: 胸椎部が後弯している．右: 肩甲骨の内転をしながらの胸椎部の伸展を指導．

(2) 腹筋機能評価 ［図12］

　頭部挙上，骨盤の後傾を指示し，求心性収縮時の腹筋機能を評価する．次にゆっくり下ろすことを指示し，腹筋群の遠心性収縮機能を評価する．求心性も遠心性も上部（頭部挙上）と下部（骨盤後傾）と部位別に評価し，機能不全がある場合，特にそれを意識した腹筋運動を運動療法として提示する．

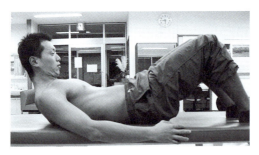

[図12] 腹筋機能評価

2. 隣接関節の評価（肩関節）

　肩関節の屈曲可動性が低下していると肩関節屈曲時に腰椎伸展挙動が大きくなる[6]．このため，肩関節屈曲可動性の評価を行い，可動域制限があるようであれば，改善するような運動療法を提示する［図13］．

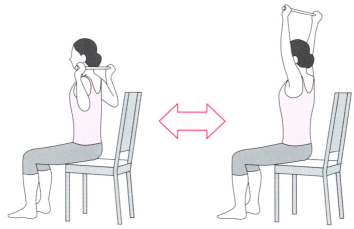

[図13] 肩関節可動性を改善する運動療法の一例
胸椎伸展位で棒の上げ下げをすることで，肩甲骨の可動性が高まり，肩関節屈曲可動性も改善する．

3. 動作評価

伸展型腰痛，椎間関節性腰痛を発症する多くの者は骨盤前傾位での運動学習をしている者が多い．腰痛予防の観点から，過度な骨盤前傾位での活動をしていた場合，修正し適度な腰椎前弯，骨盤前傾を保った動作を行うように指導する．前述の機能不全を改善してからの方が，運動修正に至る可能性が高い．

☑ 4. 腰痛予防の基本としての腹筋運動

KEY NOTE 4

- すべての動きの基本となるのは腹横筋である！

Hodgesらが上肢運動の際の腹横筋のフィードフォワード機能を報告[8]して以来，体幹部の安定性に対する腹横筋の重要性は多く報告されてき

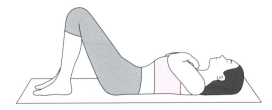

[図14] ドローイン（腹部引き込み運動）

図は背臥位だが，座位や立位，気づいた時に行うとよい．全力の20％で行うことが大切である．

いる．生活動作時には，腹横筋のフィードフォワード機能は大切であり，タイミングよく働く必要がある．このため，日常時に軽い力でのドローイン（腹部引き込み動作）[図14]を行う習慣をつけることが，腰痛予防には大切である．

文献

1) Steffens D, Maher CG, Pereira LS, et al. Prevention of low back pain: a systematic review and meta-analysis. JAMA Intern Med. 2016; 176: 199-208.
2) Adams MA, Stefanakis M, Dolan P. Healing of a painful intervertebral disc should not be confused with reversing disc degeneration: implications for physical therapies for discogenic back pain. Clin Biomech. 2010; 25: 961-71.
3) Nachemson AL. The lumbar spine an orthopaedic challenge. Spine. 1976; 1: 59-71.
4) Wilke H, Neef P, Hinz B, et al. Intradiscal pressure together with anthropometric data--a data set for the validation of models. Clin Biomech. 2001; 16: 111-26.
5) Potvin JR, Norman RW, McGill SM, et al. Reduction in anterior shear forces on the L_4/L_5 disc by the lumbar musculature. Clin Biomech. 1991; 6: 288-96.
6) Okubo Y, Kaneoka K, Imai A, et al. Electromyographic analysis of transversus abdominis and lumbar multifidus using wire electrodes during lumbar stabilization exercises. J Orthop Sports Phys Ther. 2010; 40: 743-50.
7) Narita T, Kaneoka K, Takemura M, et al. Critical for the prevention of low back pain in elite junior divers. Br J Sports Med. 2014; 48: 919-23.
8) Hodges PW, Richardson CA. Feedforward contraction of transversus abdominis is not influenced by the direction of arm movement. Exp Brain Res. 1997; 2: 362-70.

〈成田崇矢〉

Ⅳ. 腰痛を起こさないために（腰痛予防のストラテジー）

腰痛予防のための環境整備

 1. 腰痛を構成する要素

KEY NOTE 1

- 腰痛を構成する要素は外傷，疾患あるいは変性による組織障害と症状を遷延化する心理・社会的要因である．

　腰痛症は多因子を原因とする症候群である．ざっくり概観すると腰痛を構成する要素は外傷，疾患あるいは変性による組織障害と症状を遷延化する心理・社会的要因である．長い人生においてこれらすべてを避けて通ることは至難の業である．

　腰痛発症に対して現在われわれはどのような環境に置かれているのか．次項から国民生活基礎調査などをもとにわれわれの置かれている状況を詳らかにしていこう．

2. 腰痛と加齢的変化

KEY NOTE 2

- 加齢とともに体力は減少する．

　腰痛の予防，改善には体幹筋，特に腹横筋，腰方形筋，多裂筋，脊柱起立筋などのコアマッスルの強化が重要である[1]．筋力は広い意味で体力と言い換えることが可能であるが，加齢とともに体力は減少する．これは自明のことであるが，超高齢化社会の到来が現実的な本邦においては切実な問題である．加齢に伴う筋力低下はサルコペニア，フレイルあるいはロコモティブシンドロームとして認識されている．

　スポーツ庁による平成27年度体力・運動能力調査による結果を概観する．体力・運動能力の総合指標である新体力テストの合計点では男女とも6歳から11歳までは加齢に伴い著しい向上を示すが，12歳から19歳で

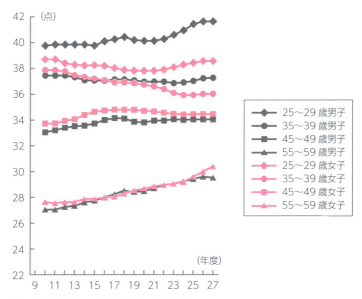

[図1] 新体力テスト合計点の年次変化（平成27年度体力・運動能力調査より）

は男子は 17 歳，女子は 14 歳をピークに減少に転じる．20 歳以降は年齢とともに低下する傾向がうかがえる（図 5 参照）．年次変化をみると，男女とも 35 歳から 39 歳の年齢層で体力・運動能力の低下がうかがえるが，他の年齢層では向上もしくは維持されている［図 1］．壮年期，労働年齢における体力・運動能力の低下は腰痛後発年齢とも重なり興味深い．

3. 腰痛とストレス

KEY NOTE 3

- 日本人はストレス社会を生きている．

慢性腰痛にはストレス・不安など心理・社会的要因が密接に関与している．

平成 28 年度国民生活基礎調査によると，全体の 47.7％が日常生活でなんらかの悩みやストレスを感じている．男女別では男が 42.8％，女が 52.2％の有症率である．年齢階層別では男女ともに 30 歳から 50 歳台に

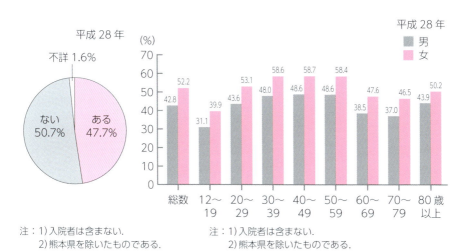

注：1) 入院者は含まない．
　　2) 熊本県を除いたものである．

注：1) 入院者は含まない．
　　2) 熊本県を除いたものである．

[図 2] 悩みやストレスを感じている人の割合（平成 28 年度国民生活基礎調査より）

Ⅳ 腰痛を起こさないために（腰痛予防のストラテジー）

悩みやストレスを有しているものが多く，50％を超える［図2］．

不眠は抑うつとの関連が認められている[2]．平成28年度国民生活基礎調査では十分な睡眠が取れているとしたものは17.4％であり，20歳以上では23.2％が睡眠による休養が十分にとれていないとしている［図3］．

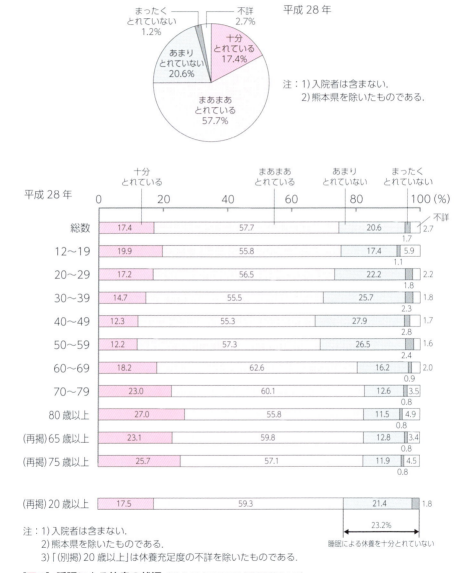

[図3] **睡眠による休息の状況**（平成28年度国民生活基礎調査より）

このように，腰痛発症に関してわれわれを取り巻く環境は，けして楽観できるものではない．これら腰痛発症もしくは遷延化因子に関してどのような積極的介入が可能であろうか．

☑ 4. 腰痛と運動療法

KEY NOTE 4

- 運動は個人的に介入可能な有効な方法である．

運動療法は腰痛の治療に有効性が認められているが，同時に，予防法としても有効である[3]．体力・筋力は加齢とともに減少することは避けられないが，週1日以上運動しているものは男女とも週1日未満しか運動しないものよりも体力・運動能力において高得点であることが体力・運動能力調査によって示されている．この効果は過去に運動経験がないものであっても新たに運動を始めることで得られている[図4]．また同調査では運動

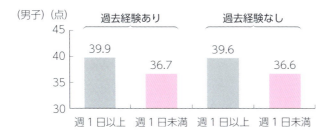

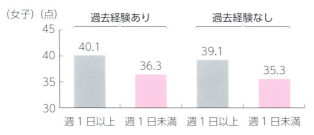

[図4] **運動の実施と体力・運動能力** (平成27年度体力・運動能力調査より)

IV 腰痛を起こさないために（腰痛予防のストラテジー）

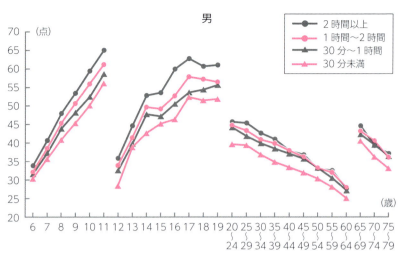

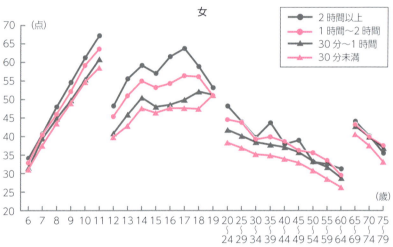

[図5] 年齢別一日の運動量による体力・運動能力（平成27年度体力・運動能力調査より）

頻度が高く，一日運動量が多いほど男女とも体力・運動能力が高い結果となっている［図5］．

具体的な運動項目は他頁に譲るが，厚生労働省では平成25年に「職場における腰痛予防対策指針」に基づき腰痛予防体操を推奨している．

いずれにせよ運動は習慣化することが大切で，期間は一生継続することが肝要である．

✅ 5. 職場における腰痛予防対策指針

KEY NOTE 5

- 職場における腰痛予防対策指針を知ろう．

　平成 25 年厚生労働省は，職業性疾病の腰痛予防対策は，労働者の健康確保にとって大きな課題となっているとして職場における腰痛予防対策指針を改正した．ここでは腰痛の発生要因は，多元的であり作業様態や労働者らの状況と密接に関連することを挙げ，職場における腰痛を効果的に予防するには，労働衛生管理体制を整備し，多種多様な発生要因によるリスクに応じて，作業管理，作業環境管理，健康管理および労働衛生教育を総合的かつ継続的に，また事業実施に係る管理と一体となって取り組むことが必要であるとしている．

　この指針は非常に網羅的であり，それだけに実行には多大な労力と時間を要し，短期での実効性は乏しい．しかし，私たちが腰痛を防ぐため何をすべきかの指針を与えてくれる．

✅ 6. 職業性腰痛

KEY NOTE 6

- 職業性腰痛の発生原因は 3 要素．

　職業性腰痛の発生原因として次の 3 点が挙げられる．①動作要因: 腰部に過度に負担を加える動作，姿勢，②環境要因: 腰部の振動，寒冷，階段や段差での転倒，③個人的要因: 年齢，性，筋力の違い，既往症・基礎疾患の有無，精神的緊張度

①動作要因
②環境要因
③個人的要因

[表 1] 職業的腰痛

など［表1］．

　腰痛予防対策指針では動作要因に対する対策として「作業標準」や「安全作業マニュアル」など安全に作業を行うための指針を各作業現場で策定することを求めている．たとえば重量物では成人男性は体重の40％以下とする，女性は男性基準の60％とする，それ以上の負荷の場合必ず複数で作業を行うなどである．

　環境要因に対しては作業する部屋の構造，使用する設備を実際の作業に見合ったものへ改善することを求めている．また，休息室も労働者数，勤務体制を考慮し利用に便利でくつろげるものを用意するよう求めている．さらにこれらの改善に当たり人間工学や労働衛生の専門家の意見を取り入れつつ進めることが望ましいとしている．

　個人的要因に対して健康管理の重要性が謳われている．健康管理は健康診断およびその結果に基づく事後措置，健康測定およびその結果に基づく健康指導など幅広い内容を有するものである．必要に応じて労働時間の短縮や労働内容・場所の変更などを行い労働障害を未然に防ぎ，健康保持増進に努めるよう求めている．

✓ 7. リスクアセスメント

KEY NOTE 7

- 腰痛予防にはリスクアセスメントが重要である．

　リスクアセスメントは建設物，原材料，作業行動などに起因する危険性あるいは有害性を特定し，リスクの程度を見積り，その結果に基づいてリスクを低減させるための優先度を設定し，リスク低減処置を検討・実施することである．労働災害防止に威力を発揮すると言われる．

　リスクアセスメントを行いこれに基づいて安全衛生目標を設定し安全衛生計画を作成，実施，評価および改善を適切かつ継続的に実施していく自主的な安全衛生活動を安全衛生マネジメントシステムと呼ぶ．

8. 家庭におけるリスクマネジメント

KEY NOTE 8

- 家庭における留意点も同様である．

　家庭では職場における環境整備のような物々しい設定は不可能であるし，また必要もあるまい．しかし，目をつけるところは同様である．身体に負担のかかるソファーや寝具は見直すべきである．段差をなくすなどバリアフリー化を進めることも重要であろう．加齢とともに床生活から椅子生活への移行も高齢者に対しては重要である．
　お互いの健康に気を配り，必要があれば早期に受診を勧めるのも家族の大事な役割である．そしてなによりもリラックスできる安寧な家庭環境づくりをお互いに心がけることが大切である．道徳のお題目のようであるが，腰痛が心理・社会的要素に深く関わる以上，家庭の役割は強調しすぎるということはない．

9. 腰痛に対する理解

KEY NOTE 9

- 腰痛の遷延化を避けるには腰痛の実態を知らしめることである．

　そして腰痛はこれをやれば絶対に防げるというものではない．
　厳密な意味での腰痛予防ではないが起きてしまって腰痛をいかに慢性化させないかという点がむしろ重要である．疼痛が慢性化する要因の1つは破局化思考であると考えられている[4]．破局化思考はADLの縮小を招き，ますます破局化の深みにはまる．
　この負のスパイラルを防ぐには多くの腰痛は機能障害とは無縁であるこ

と，安静よりもできる限り日常生活動作を維持することの大切さを喧伝することである．

📖 文献

1) van Middelkoop M, Rubinstein SM, Verhagen AP, et al. Exercise therapy for chronic nonspecific low-back pain. Best Pract Res Clin Rheumatol. 2010; 24: 193-204.
2) Okajima I, Nakajima S, Kobayashi M, et al. Development and validation of the Japanese version of the Athens Insomnia Scale. Psychiatry Clin Neurosci. 2013; 67: 420-5.
3) Koumantakis GA, Watson PJ, Oldham JA. Trunk muscle stabilization training plus general exercise versus general exercise only: randomized controlled trial of patients with recurrent low back pain. Phys Ther. 2005; 85: 209-25.
4) 松岡紘史, 坂野雄二. 痛みの認知面の評価: Pain Catastrophizing Scale 日本語版の作成と信頼性および妥当性の検討. 心身医学. 2007; 47: 95-102.

〈村上孝徳〉

V. 腰痛診療アドバンスド

1 腰痛に対する低侵襲手術の適応と注意点

1. 腰痛に対する手術療法の適応

KEY NOTE 1

- 手術を要する腰痛を見逃すな！

　腰痛の大部分は保存的に治療が可能である．しかし，その中でも手術を要する腰痛を見逃さないことが重要である．

　腰痛診療ガイドラインの中で，腰痛患者は以下の3つにトリアージされる[1]．①危険信号（red flags）を有し，重篤な脊椎疾患（腫瘍，炎症，骨折など）に伴う腰痛（Category A. Ⅱ-2. 腰痛診療のトリアージの表1を参照），②神経症状を伴う腰痛（Category B），③深刻な原因のない腰痛（Category C）である．本稿では，それぞれの病態の中で，手術により腰痛の改善が期待できる疾患と，その手術法（特に低侵襲手術）について紹介する．

2. 危険信号 (red flag) を有する腰痛に対する低侵襲手術

KEY NOTE 2

・重篤な脊椎疾患に対する低侵襲手術の適応と注意点を知ろう！

　Red flags を有する重篤な脊椎疾患（転移性脊椎腫瘍，化膿性脊椎炎，破裂骨折など）に対し，近年，経皮的椎弓根スクリュー（percutaneous pedicle screw: PPS）を用いた最小侵襲脊椎安定術（minimally invasive spine stabilization: MISt）を用い，脊椎を安定化させる手技が報告されている[2]．本術式は，術中出血量が少ないこと，筋肉を温存できること，また術後感染が少ないことなどの利点があり，悪性腫瘍患者や糖尿病などの易感染性宿主，多発外傷患者などの全身状態が不良な患者に適応される[図1, 2]．また，balloon kyphoplasty（BKP）は骨粗鬆症性椎体骨折や，転移性脊椎腫瘍に伴う病的骨折に対し，術後早期からの除痛効果が期待できる低侵襲手術法である[3,4]．化膿性脊椎・椎間板炎に対して経皮的内視鏡システムを用いて洗浄・ドレナージを行う手法の有効性も報告され

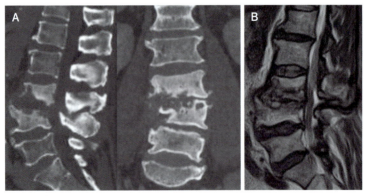

[図1] 66歳男性，腰椎化膿性脊椎・椎間板炎（L3/4）
A: 腰椎CT検査（矢状断・冠状断）．
B: 腰椎MRI（T2WI矢状断）．骨破壊性変化に伴う腰痛，下肢痛を認める．

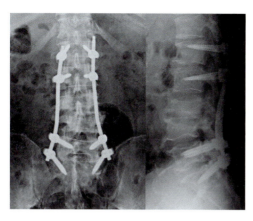

[図2] 術後腰椎単純X線（正面像・側面像）．図1の症例に対して，PPSを用いたMIStの手技で腰仙椎後方固定術を行った．

ている[5-7]．

1．転移性脊椎腫瘍（病的骨折）

　悪性腫瘍患者の終末期において，QOL（quality of life）を低下させる大きな原因の1つに，腫瘍の脊椎転移に伴う疼痛，麻痺などがある．近年の悪性腫瘍に対する治療の進歩により生命予後の延長が見込まれる疾患も増えており，転移性脊椎腫瘍により体動時の強い腰痛・下肢痛により座位や寝返りが困難な症例，下肢麻痺が出現している症例に対しては手術療法を行うことで，日常生活動作の改善を期待できる．しかし，手術適応の判断については整形外科医だけではなく，原発巣を治療している主治医との十分な相談の元に行うべきであり，また本人・家族へのインフォームドコンセントを十分に行うことは言うまでもない[8-10]．

経皮的椎弓根スクリュー（PPS）を用いた最小侵襲脊椎安定術（MISt）

　UeiらはV胸腰椎の転移性脊椎腫瘍の手術において，PPSを用いたMISt手術を行い，除圧を併用しなかった群と，除圧を併用した群の比較で，前者が手術時間の短縮，出血量の低下，在宅への退院率，院内死亡率などにおいて優れていたと報告している．また改良Frankel分類でD2以上に重症の症例は除圧が必要であると記載しており，全例で低侵襲手術が有効というわけではないことも理解しておくべきである[11]．経皮的椎弓根スクリューを用いた固定方法の実際について，特に腰仙椎転移性脊椎腫瘍に対するMIStの術式では，日方らは上位腰椎（L1-L3）は2 above-2 below

での固定，下位腰椎（L4-L5）は 3 above-S1 PPS, S2 alar iliac screw での固定を行っていると紹介している[10,12]．

Balloon kyphoplasty（BKP）

経皮的に椎体内にバルーンを挿入し，椎体内で膨らませた後にセメントを注入する方法である．椎体を早期から安定化させることにより，術直後から除痛効果を得られるため，QOLの改善が期待できる．2011年のBrensonらの報告した多施設RCT研究結果でも，癌患者の椎体骨折に伴う疼痛に対してBKPの有用性と安全性が示されている[13]．

本邦での手術適応は多発性骨髄腫，または転移性骨腫瘍による3椎体までの有痛性脊椎圧迫骨折で，既存療法に奏効しない，または奏効しないと考えられる症例とされている．注意点としてはセメントの脊柱管内漏出などがある．頸椎や上位胸椎（T4以上）の腫瘍への適応，4椎体以上の複数椎体，血流に富んだ脊椎腫瘍や造骨性の脊椎腫瘍には安全性が確立されていない．自験例は悪性リンパ腫による第12胸椎転移・病的骨折の75歳の症例，腰痛に対してBKPを行うことで離床訓練を開始することができた［図3，4］．

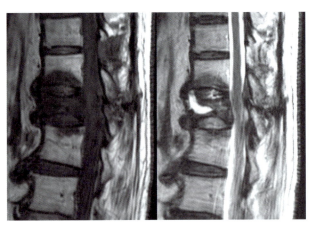

[図3] 75歳男性，悪性リンパ腫の第12胸椎転移・病的骨折
腰椎MRI検査（矢状断，T1WI・T2WI）．

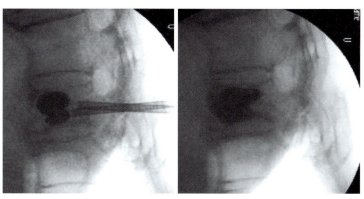

[図4] 術中X線透視像（側面像）．図3の症例，左図は術中のバルーンを拡張している時の様子，右図はセメント注入後の画像．

2. 化膿性脊椎・椎間板炎

　近年の高齢者人口の増加や，糖尿病やステロイド内服中などの易感染性宿主の増加により脊椎感染症（化膿性脊椎・椎間板炎）患者は増えている．治療の原則は，全身状態の管理，安静，適切な抗生剤治療である．起因菌を早期に同定することにより，早期に適切な抗生剤治療を行うことが最も重要である．手術療法について，従来の全身麻酔下の前方掻爬，骨移植，脊椎instrumentation手術は患者への侵襲も大きく，特に高齢者をはじめとする患者の術後合併症の頻度は高いと報告されている．一方で，最近では早期から経皮的内視鏡を用いた手術，遷延する症例に対するMISt手術の有用性についても報告されている．

経皮的内視鏡を用いた洗浄・ドレナージ術

　本稿で紹介する経皮的内視鏡を用いた椎間板内洗浄・ドレナージ術は，椎間板ヘルニアに対する経皮的内視鏡下椎間板ヘルニア摘出術（percutaneous endoscopic discectomy: PED）の手技を用い，局所麻酔下に経椎間孔アプローチで行うことができる[図5, 6]．椎間板内からの検体採取と，椎間板内の掻爬や十分な洗浄を同時に行える点で非常に合理的な手術である．本術式は局所麻酔下に行うことができるため，全身状態の不良な患者にも対応することができるという点でもメリットが大きい[5-7]．ただし，高度の脊椎圧壊を伴う症例や硬膜外膿瘍による下肢麻痺を伴う症例な

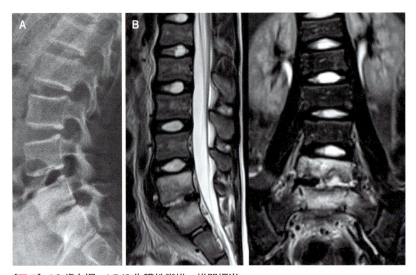

[図5] 10歳女児, L5/S 化膿性脊椎・椎間板炎
A: 腰椎単純X線（側面像）, B: 腰椎MRI画像（STIR, 矢状断・冠状断）.

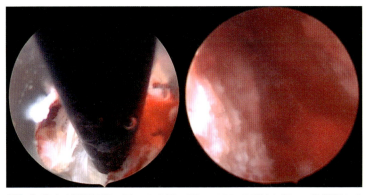

[図6] 術中内視鏡画像. 図5の症例に対し, PEDの手技を用いて椎間板内の洗浄・ドレナージ術を行っている様子, 左図は椎間孔から椎間板内を掻爬しているところ, 右図は掻爬後の椎間板内の様子.

どは，本術式のみでは対応が不十分であり，全身麻酔下に除圧術を行う必要がある．

MISt手術

抗生剤を中心とした保存療法により炎症反応の改善の乏しい症例に対し

て前述のMISt併用の有用性も報告されている[13]．自験例は66歳男性，進行性の骨破壊像が見られたためMIStで後方固定を行い，外固定も併用し，早期に外来治療へ移行できた［図1, 2］．

3. 脊椎外傷

MISt

伊藤らが胸腰椎外傷に対するMISt手術の適応について述べており，新AO分類のA，B1，B2はPPSを用いた整復固定で低侵襲に脊柱再建を行えたと報告している．一方で多椎体骨折例，新AO分類B3，Cにおいては骨折形態，転位の程度，損傷高位，麻痺の重症度，合併損傷，全身状態を考慮すべきと記載している[14]．自験例は42歳男性，転落外傷による第4腰椎破裂骨折，緊急でMIStを行った［図7, 8］．本症例は麻痺も見られたため後方除圧を追加している．

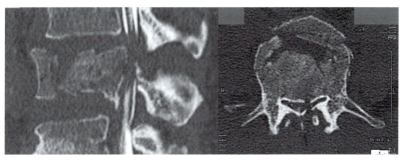

［図7］42歳男性，転落外傷による腰椎破裂骨折（L4）の症例
術前腰椎CT検査（矢状断・水平断）．

4. 骨粗鬆症性椎体骨折

Balloon kyphoplasty（BKP）

高齢者数の増加に伴い，骨粗鬆症性椎体骨折患者の数は増加していくことが予想される．その中で，骨折部の遷延癒合・偽関節による疼痛の遺残や，それによるADL低下・QOL低下が生じる場合がある．本疾患の治療原則は外固定を使用した保存療法であるが，症状が遷延する場合には早期にBKPを行うことにより脊椎を安定化することで，適切な除痛と早期の

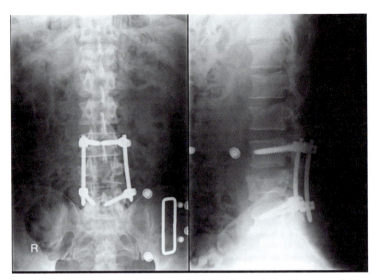

[図 8] 術後腰椎単純 X 線（正面像・側面像）．図 7 の症例に対し，PPS を用いた MISt 手技による L3-5 後方固定を行った．

運動療法を行うことができる．診断が遅れ，椎体圧壊が進行し，神経障害が出現したり，後弯変形が出現したりする場合には，全身麻酔下での除圧術，脊椎矯正固定術（骨切りを併用）が必要となる．高齢者に対しては侵襲の大きな治療であり，術後合併症にも注意する必要がある．特に糖尿病，血液透析患者では術後創部感染，骨粗鬆症による骨脆弱性があるためインプラントの緩み・隣接椎での骨折なども危惧される．椎体骨折の早期診断を行い，低侵襲治療である BKP の適応となるタイミングで治療介入することが重要である[3,15]．

3. 神経症状を伴う腰痛，椎間板性腰痛，腰椎分離症に対する低侵襲手術

KEY NOTE 3

- 低侵襲手術により職場・スポーツへの早期復帰を目指す！

1. 腰椎椎間板ヘルニア

TF-PED 法

腰椎椎間板ヘルニアに対する経皮的内視鏡下椎間板ヘルニア摘出術（PED）には，土方式 percutaneous nucleotomy 法から発展した transforaminal approach（以下 TF）[16,17]，microendoscopic discectomy（以下 MED）をさらに小さな皮膚切開で行う interlaminar approach（以下 IL）[18]，外側ヘルニアに対する posterolateral approach（以下 PL）などの方法があり，これらの方法を駆使してさまざまなタイプの腰椎椎間板ヘルニアの治療に適応がある．その中でも TF 法は，局所麻酔下に約 8 mm の皮膚切開で行うことができ，また腰背筋群に対してもダメージの少ない

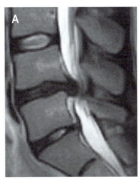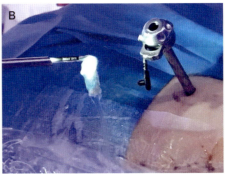

[図 9] L4/5 椎間板ヘルニア症例
A: 腰椎 MRI 検査（矢状断，T2WI）．
B: PED 術中画像．PED 術中に一塊として摘出されたヘルニア．

最小侵襲の手術法である［図9］．Kambin's safety triangle から進入し，鉗子を用いてヘルニアの基部から摘出していく方法で，foraminoplasty や硬膜外鏡視を行うことで，神経根の除圧を確認することができる．腹臥位での1時間程度の手術に耐えられない症例（閉所恐怖症，パニック障害など），陳旧性の終板輪骨折を合併したヘルニアの症例，高度にupmigrate, downmigrate したヘルニア症例，high iliac crest のL5-S 椎間板高位の症例などは，われわれの施設では全身麻酔下の後方手術（MED）を選択している．

2. HIZ 陽性の椎間板性腰痛

　腰痛症で腰椎 MRI 画像を撮影した際に，椎間板ヘルニアなどの所見が乏しい場合は責任病巣として除外される傾向がある．また，他覚所見のみでは腰痛が椎間板由来であると確定診断することは困難である．近年，MRI T2 強調画像で認められる腰椎椎間板線維輪後方の限局した high signal intensity zone（HIZ）が椎間板性腰痛との関連が報告されているが，MRI 画像のみでは椎間板性疼痛の責任病巣と確定することは困難であるため，われわれの施設では椎間板造影を重視しており，造影時に再現痛が確認され，椎間板性腰痛と診断されれば，ラジオ波バイポーラを用いた thermal annuloplasty を併用した PED 法を治療選択の1つとしている［図10, 11］．

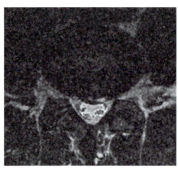 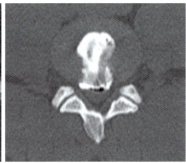

［図10］屈曲時の腰痛を主訴とする27歳男性症例

A: 腰椎 MRI 画像（T2WI, 冠状断）．L4/5 椎間板の変性・膨隆と線維輪後方に高信号域を認める．
B: 術前の腰椎 CT ディスコグラフィ（冠状断）．線維輪後方の断裂像と腰痛の再現性を認めた．

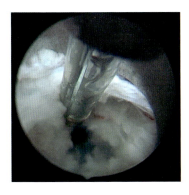

[図11] 図10の症例のPED-TA術中内視鏡画像．インジゴカルミンで染色された髄核を摘出し圧を減じた後，後縦靱帯直下の線維輪内の血管を凝固焼灼している様子．

3. 腰椎分離症

　腰椎分離症は発育期に生じる椎間関節突起間部の疲労骨折である．腰椎分離症の手術方法には，大きく分けて3つの方法がある．神経根を除圧する分離部除圧術，椎間板変性やすべりに伴う椎間不安定性を有する症例に行う後側方固定術や椎体間固定術，そして分離部の偽関節に骨移植を行い骨癒合させる分離部直接修復術である．

　分離部直接修復術の適応は，各種保存療法に抵抗性の分離部由来の腰痛を訴える症例とする．分離部の骨棘（ragged edge）によって神経根症状を呈している症例も適応とされる．腰痛が分離部由来であるかどうかの判断には，分離部へのブロックで疼痛が消失することを確認する必要がある．効果がある場合には直後より腰痛が改善する．分離部へのブロックで，腰痛が消失しない場合，腰痛の起源が分離部ではないため，手術の適応はない．Smiley face rod法は，最小侵襲手術（minimally invasive surgery: MIS）で行える点，思春期の患者においてmotion segmentを温存できるという点で，大きな利点がある[19]［図12］．また固定強度についても最も高いと報告されている．

まとめ

　腰痛を生じる脊椎疾患に対する低侵襲手術の有用性について述べた．さまざまな並存疾患を有する高齢者に対しては，出血や術後感染症などの低下などの利点があること，また若年者に対しては早期復帰（職場・スポーツなど）などの利点があることなど低侵襲手術のメリットは大きい．しか

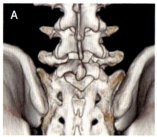
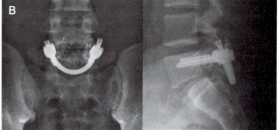

[図12] A: L5両側終末期分離症の腰椎3DCT画像, B: 術後腰椎単純X線(正面像・側面像). Smiley face rod法を用いた分離部直接修復術.

しそれぞれの疾患において, 低侵襲手術で対応できない病態も存在することを十分理解しておくことは重要である.

文献

1) 日本整形外科学会, 日本腰痛学会, 監修. 腰痛診療ガイドライン2012. 東京: 南江堂; 2012.
2) 佐藤公治. 経皮的椎弓根スクリュー (PPS) 法の意義・目的. In: 星野雅洋, 他編. MISt手技に置ける経皮的椎弓根スクリュー法. 東京: 三輪書店; 2015. p.2-5.
3) 戸川大輔, 松山幸弘. 骨粗鬆症性椎体骨折に対するballoon kyphoplasty. MB Orthop. 2013; 26: 23-9.
4) Brenson J, Pflugmacher R, Jarzem P, et al. Balloon kyphoplasty versus non-surgical fracture management for treatment of painful vertebral body compression fractures in patients with cancer: a multicentre, randomised controlled trial. Lancet Oncol. 2011; 12: 225-35.
5) 伊藤 学. 腰椎感染性病変に対する内視鏡下手術. MB Orthop. 2012; 25: 54-60.
6) 中島大生, 東野恒作, 寺井智也, 他. 化膿性脊椎炎に対する鏡視下椎間板ヘルニア摘出術 (PED) の術後成績. 四国医学雑誌. 2016; 72: 213-6.
7) 泉 貞有, 上森知彦, 今村寿宏, 他. 化膿性脊椎炎に対するPED治療—PED治療は保存治療後に行うべきなのか? 整形外科と災害外科. 2017; 66: 773-81.
8) 中西一夫, 長谷川 徹, 田中雅人, 他. 転移性脊椎腫瘍に対する最小侵襲脊椎安定術 (Minimally Invasive spine Stabilization: MISt) の応用. 整形外科最小侵襲手術ジャーナル. 2013; 68: 61-7.
9) 中西一夫, 長谷川 徹. 転移性脊椎腫瘍に対するMIStの応用. In: 星野雅洋, 他編. MISt手技における経皮的椎弓根スクリュー法. 東京: 三輪書店; 2015. p.134-9.
10) 日方智宏, 石井 賢. 転移性脊椎腫瘍に対するMISt手技の実際. In: 星野雅洋, 他編. MISt手技における経皮的椎弓根スクリュー法. 東京: 三輪書店; 2015. p.140-4.

11) Uei H, Tokuhashi Y, Oshima M, et al. Clinical results of minimally invasive spine stabilization for spinal metastases. Orthopedics. 2017; 40: e693-8.
12) 日方智宏,藤田順之,岩波明生,他.腰・仙椎転移性脊椎腫瘍に対するMISt.J Spine Res. 2016; 7: 1298-303.
13) 千住隆博,山下彰久,嶋 勇一郎,他.感染性脊椎炎に対するMIStを活かした治療戦略.整形外科と災害外科.2016; 65: 423-8.
14) 伊藤康夫,菊池 剛,尾崎周平,他.胸腰椎外傷に対する最小侵襲脊椎安定術(MISt)の適応と課題.J Spine Res. 2016; 7: 1212-7.
15) 戸川大輔.Balloon Kyphoplasty(BKP)の立場から.LOCO CURE. 2016; 5: 60-4.
16) Yeung AT. The evolution of percutaneous spinal endoscopy and discectomy: state of the art. Mt Sinai J Med. 2000; 67: 327-32.
17) Yeung AT, Tsou PM. Posterolateral endoscopic excision for lumbar disc herniation: surgical technique, outcome, and complications in 307 consecutive cases. Spine. 2002; 27: 722-31.
18) Dezawa A, Sairyo K. New minimally invasive endoscopic discectomy technique through the interlaminar space using a percutaneous endoscope. Asian J Endosc Surg. 2011; 4: 94-8.
19) 手束文威,西良浩一.腰椎分離症に対する分離部直接修復術の適応と手術手技.整形外科 Surgical Technique. 2017; 7: 350-3.

〈手束文威〉

V. 腰痛診療アドバンスド

2 トップアスリートにおける腰痛診療

1. トップアスリートの腰痛の実態

KEY NOTE 1

- トップアスリートの腰痛の有訴割合や腰痛の原因を知ろう．
- 競技種目により腰痛の割合や原因は異なる．

　本邦では，日本オリンピック委員会（JOC）が派遣業務を担当するオリンピック競技大会を始めとした国際総合競技大会の派遣選手全員が，国立スポーツ科学センター（JISS）において派遣前にメディカルチェックを受けることが義務付けられている．2008 年～2014 年に開催された 18 の夏季・冬季国際総合競技大会の派遣前メディカルチェック（メディカルチェック）を受けたのべ 6,472 名（男性 53.9％，女性 46.1％　派遣候補選手も含む），平均年齢 23.1 歳（12 歳～71 歳）の中で，腰仙部に治療や経過観察が必要な問題がある（プロブレムあり）とされた割合は 14.6％と，膝関節部 16.8％に次いで 2 番目であった．腰痛を抱えながらもトップレベルで競技活動を継続しているアスリートが多いことがわかる．

　実際にどのような診断名であったかを表 1 に示す．メディカルチェック時点での評価であるため，腰痛があっても整形外科を受診していない，精査が行われていない場合も多く，腰痛症が約半数を占めていた．ついで，

疾患名	のべ人数（人）	％
腰痛症	488	51.5
分離症（疑いを含む）	142	15.0
椎間板ヘルニア	133	14.0
椎間板性腰痛	77	8.1
仙腸関節障害	36	3.8
筋・筋膜性腰痛	17	1.8
椎間関節性腰痛	17	1.8
腰椎捻挫・急性腰痛	12	1.3
その他	26	2.7

[表1] 派遣前メディカルチェックにおける腰仙部疾患と内訳
2008年〜2014年に開催された18の国際総合競技大会（オリンピック競技大会，アジア競技大会，東アジア競技大会，ユニバーシアード競技大会，ユースオリンピック競技大会）の派遣前メディカルチェック受診者を対象とした．

分離症（15.0％），椎間板ヘルニア（14.0％）がほぼ同率で，椎間板性腰痛（8.1％）と続いていた．

　表2に先のメディカルチェックの腰仙部プロブレムを，競技種目別に検討した結果を示す．メディカルチェックののべ受診者が50名以上であった37競技種目について，「腰仙部プロブレムあり」の割合を算出したところ，新体操とウエイトリフティングが30％以上と高率で，最も低い割合であったのがサッカーの4.7％であった．また，腰痛症以外で最も多かった診断名は，新体操（受診平均年齢18.5歳）では分離症であったのに対し，ウエイトリフティング（同22.8歳）では，椎間板ヘルニアと異なっていた．また，陸上の投擲種目以外のアスリートで腰仙部プロブレムありの割合は10.4％であったが，投擲種目のアスリートでは26.5％と高率であった（受診人数が50名未満であったので表には記載せず）．

　競技種目ごと，ポジションごとでアスリートの腰椎にかかる負荷や部位，程度が大きく異なること，トップレベルで活躍する年齢層が異なることなどから，競技種目により発症しやすい腰仙部疾患やその割合は異なることを，アスリートを診察する際には念頭に置く必要がある．

競技種目	受診のべ人数（人）	腰仙部プロブレムありのべ人数（人）	腰仙部プロブレムありの割合（％）
新体操	63	22	34.9
ウエイトリフティング	77	26	33.8
ショートトラック	131	36	27.5
体操	129	34	26.4
ボート	69	16	23.2
ホッケー	245	55	22.4
セーリング	70	15	21.4
バレーボール	348	73	21.0
ゴルフ	53	11	20.8
ビーチバレーボール	53	11	20.8
ハンドボール	125	25	20.0
競泳	325	57	17.5
カヌー	121	21	17.4
ソフトボール	64	11	17.2
レスリング	91	15	16.5
ライフル射撃	88	14	15.9
アルペン（スキー）	63	10	15.9
フィギュアスケート	104	16	15.4
ラグビーフットボール	168	25	14.9
自転車	161	23	14.3
水球	121	17	14.0
フェンシング	130	18	13.8
野球	137	18	13.1
卓球	103	13	12.6
バドミントン	191	23	12.0
シンクロナイズドスイミング	53	6	11.3
バスケットボール	269	30	11.2
フリースタイル（スキー）	98	11	11.2
陸上（投擲除く）	603	63	10.4
柔道	169	17	10.1
スピードスケート	173	17	9.8
クロスカントリー（スキー）	62	6	9.7
アイスホッケー	203	19	9.4
テニス	81	6	7.4
スノーボード	59	4	6.8
ジャンプ（スキー）	67	4	6.0
サッカー	529	25	4.7

[表2] 競技種目別の派遣前メディカルチェックにおける「腰仙部プロブレムあり」の割合

2008年～2014年に開催された18の国際総合競技大会の派遣前メディカルチェックののべ受診者が50名以上であった37競技種目について，腰仙部プロブレムありの割合を算出した．

2. 診療に訪れるトップアスリートの腰痛の原因と特徴

KEY NOTE 2

- 詳細な診察により，多くの腰痛は原因を特定できる．
- トップアスリートでは，椎間板由来の腰痛が最も高率である．

　腰仙部の症状を主訴に，2008年～2014年にJISSの整形外科を診療目的で受診したアスリートの診断名とその割合を表3に示す．1つの疾患について，同一年に複数回受診した場合は1回とカウントし，複数年にわたる場合は，それぞれ1年毎に1回カウントとし年単位で集計したものを合計した．メディカルチェック同様に腰痛症が最も高率であったが，その割合が，メディカルチェックが51.5%であったのに対し，診療では28.2%と大幅に減少しており，詳細な診察やMRI検査などの精査を行うことで確実に腰痛の原因を特定できる割合を増やせることを示しており，さらにその割合を増やす努力が必要である．

　また，椎間板ヘルニア，椎間板性腰痛を合わせると33%を超え，腰痛を主訴に受診するトップアスリートの腰痛の原因としては，椎間板由来が最

疾患名	度数	%
腰痛症	391	28.2
椎間板ヘルニア	243	17.5
椎間板性腰痛	218	15.7
分離症	178	12.8
腰椎捻挫・急性腰痛	98	7.1
椎間関節性腰痛	93	6.7
仙腸関節障害	68	4.9
骨折・骨挫傷	16	1.2
疲労骨折（分離を除く）	15	1.1
その他	66	4.8

[表3] **整形外科受診アスリートの腰仙部疾患の内訳**

2008年～2014年にJISSの整形外科を受診したアスリートの腰仙部疾患の内訳．1つの疾患について，同一年に複数回受診した場合は1回とカウントし，複数年にわたる場合は，それぞれ1年毎に1回カウントとし年単位で集計したものの合計．

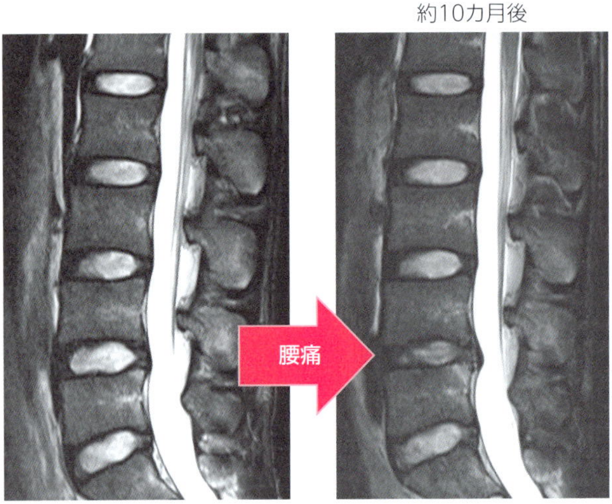

[図 1] 競泳選手，23 歳
MRI T2 強調矢状断像．腰部障害プロジェクトのため定期的に腰椎 MRI を撮像．約 10 カ月の間に，腰椎の前屈で増悪するような，競技に支障をきたす腰痛を発症していた．

も高率であった．椎間板変性は，遺伝や加齢，肥満，労働など多因子が関係すると言われているが[1,2]，野球や競泳の大学生アスリートは，競技スポーツ経験のない大学生より有意に椎間板変性割合が高かったことも報告されており[3]，競技スポーツによる腰椎への負荷も変性進行の一因と考える．実際に，腰痛の出現と椎間板変性の進行のタイミングが一致していたと考えられた例も経験しており［図 1］，特にトップアスリートとして活躍することが多い 10 代後半から 20 代のアスリートにおいては，椎間板ヘルニアにはなっていなくとも，変性の進行のみで競技に支障をきたすような腰痛の原因となりうると考える．

3. トップアスリートの腰椎分離症

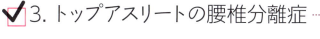

KEY NOTE 3

- 負荷が大きければ，分離症は，いつでも，どこの高位でも発症し得る．
- 成人アスリートの分離症はまれではない．

　腰椎分離症は，主に関節突起間部の疲労骨折であると考えられており[4]，一般的に発育期に発生することが多いこと，MRIやCT検査が，早期診断や治療経過の判断に有効であることは，腰痛診療を行う整形外科医にとっては広く認識されるようになって久しい．

　トップレベルかつ発育期のアスリートとなると，難易度の高い技を，高頻度かつ長時間練習していることも多い．その動作の中で，脊椎の回旋・伸展の負荷が1カ所に集中してしまうと，その部分に分離が発症することになる．しかし，実際に腰痛を主訴に受診した発育期のトップアスリートに対し，分離症を疑いMRI検査を行うと，多椎体に分離所見を認めることもある［図2］．分離症が発生しやすい発育期に，極端な脊椎の回旋・伸展を繰り返すことで，多椎体に高負荷がかかり多椎体にほぼ同時期に分離が発症することもあるようである．一方，当初は1カ所に負荷が集中し，その部位に発症した分離による痛みを回避しようとして，動きを調整した結果，その上下に負荷がかかり，受診時に多椎体に分離が発症していたと考えられる場合もある．

　また，トップアスリートにおいては，成人以降でもフォームの改善や練習量の増加などで，腰椎の特定高位に負荷が集中することで分離症が発生してしまうことが決してまれではない．陸上，競泳，バレーボール，ソフトボール，レスリングなど，さまざまな競技のアスリートにおいて成人以降に新規分離が発症しているため［図3］，アスリートにおいては，成人であっても，フォームの改善などを契機に発症した腰痛で，特に回旋や伸展で症状が悪化する場合には，分離が新規に発生している可能性も疑い，MRI脂肪抑制T2強調画像を撮像して，早期診断，早期治療につなげていきたい．

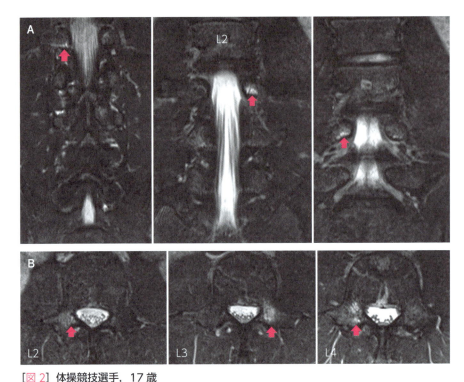

[図2] 体操競技選手，17歳
A: MRI 脂肪抑制 T2 強調冠状断像
B: MRI 脂肪抑制 T2 強調横断像（第2, 3, 4腰椎椎弓根高位）
第2腰椎右，第3腰椎左，第4腰椎右の椎弓根部に高信号を認めた（矢印）.

　さらに，下位胸椎・上位腰椎の分離の場合，分離を疑い Kemp テストを行っても，責任高位にストレスがかかっていなければ陰性となってしまうこともある（意識せずに Kemp テストを行うと下位腰椎にストレスがかかりやすい）．したがって，下位胸椎・上位腰椎の問題を疑った場合には，痛みを誘発することを意識してテストを行うことも正確な診断には必要となる．

　発育期であれ，成人であれ，単椎体であれ，多椎体の発症であれ，痛みの出る動作（負荷がかかる動作）を制限させることが治療の大前提である．そのためには，なぜ，その状況が発生してしまったのかを，痛みが誘発される実際の動作，隣接する関節の可動域や筋タイトネス，痛みの部位やその経過を詳細に確認し，そのアスリートにとってベストな治療方針を探し

2 トップアスリートにおける腰痛診療

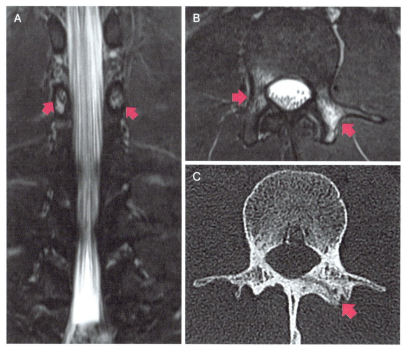

[図3] バレーボール選手，21歳
A: MRI 脂肪抑制 T2 強調冠状断像
B: MRI 脂肪抑制 T2 強調横断像（第2腰椎椎弓根高位）
C: CT 横断像（第2腰椎関節突起間高位）
第2腰椎右（初期），左（進行期）の分離を認める（矢印）．

ていかなくてはいけない．

4. 腰部障害と鑑別が必要な腰痛

KEY NOTE 4

- 腰痛で受診する仙腸関節障害や仙骨疲労骨折のアスリートもいる．
- 仙腸関節障害と下位の腰椎分離症は鑑別が必要である．

　腰痛を主訴に受診したアスリートの中には，決して多くはないが，仙腸関節障害との診断に至ることがある．痛みの部位を詳細に確認し，New-

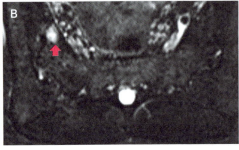

[図4] フェンシング選手，23歳
A: 仙骨の傾斜に沿ったMRI脂肪抑制T2強調斜冠状断像
B: Aのスライスに直交したMRI脂肪抑制T2強調斜横断像
右仙腸関節部の仙骨に高信号変化を認める（矢印）．

tonテスト変法，Gaenslenテスト，自動SLR testなどの疼痛誘発テストの所見なども総合的に判断しながら診断する．一般的には，仙腸関節障害は画像で描出されにくいと言われているが，われわれがトップアスリートを対象に調査した結果では，1カ月以上症状が継続する選手では，有意にMRI脂肪抑制T2強調画像にて仙腸関節部の骨内に高信号変化を認めていた［図4］[5]．その発生機序についての結論はまだ得られていないが，骨盤

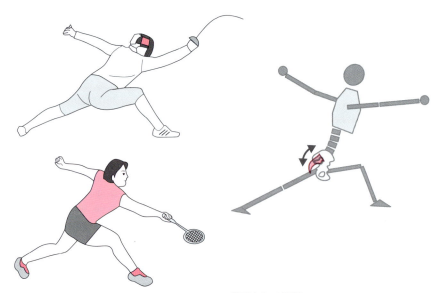

[図5] 仙腸関節に負荷がかかっていることが推測される姿勢

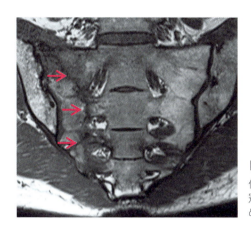

[図6] 陸上長距離選手，29歳
仙骨の傾斜に沿ったMRI T1強調斜冠状断像．右の仙骨翼に骨折線を認める（矢印）．

固定位での脊柱屈伸運動（バドミントンや卓球，フェンシングなどで片脚を前に出して極端に前方に踏み込む姿勢など）[図5]が仙腸関節の負荷を増加させている可能性などが示唆される．さらに，JISSへ受診したアスリートのうち，仙腸関節障害と診断されたアスリートの約2/3が女性であったことも注目すべき点であり，診断・治療方針の確立のためにも，発症要因や機序についての解明が待たれる疾患である．

下位腰椎（第4，5腰椎）の分離症と，仙腸関節障害の痛みの部位は近接しており，鑑別が必要となることがある．長距離アスリートなどに多いとされる仙骨の疲労骨折[図6]も，腰痛を主訴に受診することがあるため注意が必要である．

☑ 5. 変形性変化に関係した腰痛（棘突起間インピンジメントなど）

KEY NOTE 5

- トップアスリートは，腰椎の動きやかかっている負荷もトップレベルである．

トップアスリートの腰痛の原因を探っていく中で，棘突起間部に痛みが限局していたり，MRI検査で棘突起間滑液包炎や靱帯炎を疑うような信号

変化を呈している症例にたどり着くことがある．棘突起間の変化について，1933年にBaastrupらが，腰椎の隣接棘突起の接触（kissing spine）により棘突起表面が変化（棘突起表面の硬化や拡大，平坦化）し，棘間は滑膜増生による滑液包炎を形成することもあると報告しており，Baastrup病と言われている（Mayerらは1825年，Brailsfordらは1929年に報告）．これらの変化が腰痛に関与しているか否かの結論は得られていないが，典型的には伸展時に腰痛が発生するとされ，椎間板膨隆や脊柱管の狭窄と有意に関係しており，変形性変化のカスケード構造の一所見と考えられている[6]．

10代，20代が中心のトップアスリートにとって，変形性変化は縁遠い話と考えがちであるが，これまでにも述べてきたように，彼らが日々受けている（かけている）腰椎の負荷は一般人とは比較にならないほど大きい．その結果，変形性変化が早期に起こり棘突起間の滑液包炎が生じることも十分にあり得ると考えている．椎間板変性などの画像上の器質的変化があ

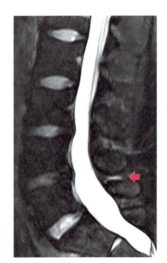

[図7] バドミントン選手，20歳

MRI脂肪抑制T2強調矢状断像．第3〜4，第4〜5腰椎椎間板に変性を認め，第4〜5棘突起間に滑液包炎を疑う高信号を認める（矢印）．

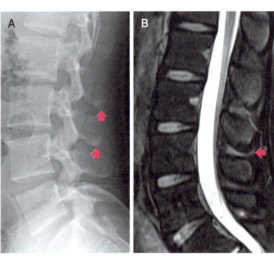

[図8] フィギュアスケート選手，18歳

A: 単純レントゲン腰椎側面像．第1，2，3棘突起の2次骨化核が癒合しておらず，第2，3棘突起の後下端部分は硬化している（矢印）．
B: MRI脂肪抑制T2強調矢状断像．第3〜4棘突起間に滑液包炎を疑う高信号を認める（矢印）．

ると，つい腰痛の原因と考えがちであるが，椎間板変性が生じても全員が腰痛を訴えるわけではなく，一度，椎間板性腰痛が出現したとしても，腰痛が継続するわけではない．実際の診療では，椎間板変性などの器質的変化により，該当椎間が不安定になり棘突起間でインピンジメントが生じ棘突起間の滑液包炎が発生し，腰痛の原因となっていると考えられる症例も経験する［図7］．さらには，椎間板変性などの器質的変化がなくとも，棘突起の変化や棘突起間滑液包炎を疑う信号変化を認め，同部位に症状を訴えるアスリートもいる［図8］．したがって，トップアスリートにおいては，究極の動きを追及するがゆえに，一般的に稀であったり，高齢者に発症することが多い疾患が，痛みの原因となっている可能性があるという認識が必要である．

6. トップアスリートの診療におけるポイント

KEY NOTE 6

- 腰痛が競技生命予後を左右することもある．
- 外傷・障害は連鎖・悪循環する．

　一般の腰痛患者においては，トリアージの段階でCategory C（深刻な原因のない腰痛［Ⅰ-3. 腰痛診療のストラテジーを参照］）に分類される腰痛が，トップアスリートにとっては競技生活を継続できるかどうかを左右する深刻な問題となっていることも多い．先に述べた，椎間板性腰痛や，仙腸関節障害もCategory Cに分類される．確かに生命を脅かすものではないが，彼らの競技生命を考えると重大な問題となり得るのである．ましてや痛みの原因が特定できなければ治療や対処ができないため，さらに問題は深刻化する．よって，われわれは注意深く診察することにより，痛みの原因を特定できるよう最大限努力をすることが求められる．痛みの原因を考える上で，トップアスリートの腰椎には極端な負荷がかかっていることを常に念頭に置き，一般的にはまれな疾患や，好発年齢とは異なる疾患も鑑別に挙げた上で，画像所見も併せて検討する必要がある．また，トップアスリートでは先に肩や膝を痛めていて，それをかばって腰痛が出現す

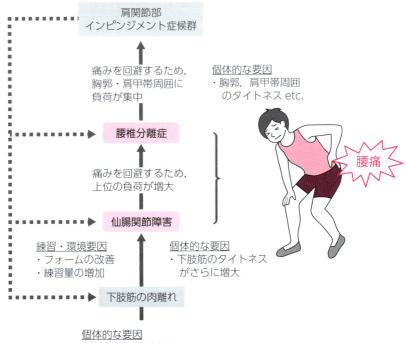

[図9] 外傷・障害の連鎖・悪循環のイメージ
発症の原因を探し出して（診断して），連鎖・悪循環を断ち切れるか（適切な治療を行えるか）がトップアスリートの診療におけるポイントである．

る例も多く経験する（その逆もしかりである）．腰仙部のみに限っても，先に仙腸関節部に痛みが出現．それをかばって，下位腰椎の椎間関節障害が発症，さらに上位腰椎の分離症が生じてしまった例や，第5腰椎終末期分離部に動きが集中して腰痛が出現したため，上位腰椎を動かすように意識したら第3腰椎に初期分離が発症してしまったという例なども経験する．したがって，アスリートを診療する際には，「外傷・障害は連鎖し，その連鎖を断ち切らないと悪循環してしまう」という観点で診療を勧めていかなくてはならない［図9］．

診断が確定した段階で，どのような治療方針（リハビリテーションで機能的な問題を改善すればよいのか？　保存なのか手術なのか？　固定によ

り骨癒合を目指すのか，早期の競技復帰を目指すのか？，など）とするのかは，アスリートの年齢や競技種目特性も踏まえた上で，各々の治療法の長短を，本人のみならずコーチや，若年アスリートの場合には保護者にもしっかり説明し，十分に話し合った上で選択していくことが求められる．

文献

1) Battie MC, Videman T, Parent E. Lumbar disc degeneration: epidemiology and genetic influences. Spine. 2004; 29: 2679-90.
2) Powell MC, Wilson M, Szypryt P, et al. Prevalence of lumbar disc degeneration observed by magnetic resonance in symptomless women. Lancet. 1986; 2: 1366-7.
3) Hangai M, Kaneoka K, Hinotsu S, et al. Lumbar intervertebral disk degeneration in athletes. Am J Sports Med. 2009; 37: 149-55.
4) Sakai T, Sairyo K, Suzue N, et al. Incidence and etiology of lumbar spondylolysis: review of the literature. J Orthop Sci. 2010; 15: 281-8.
5) 半谷美夏，土肥美智子，新津　守，他．トップアスリートの仙腸関節部痛と MRI 所見との関係（会議録）．J Spine Res．2016; 742.
6) Maes R, Morrison WB, Parker L, et al. Lumbar interspinous bursitis (Baastrup disease) in a symptomatic population: prevalence on magnetic resonance imaging. Spine. 2008; 33: E211-5.

〈半谷美夏〉

V. 腰痛診療アドバンスド

3 難治性腰痛患者への対応

1. 身体的要因からも難治化する

KEY NOTE 1

- Red flag の確認 ≠ 治療可能

　腰痛診療の基本は red flag を見落とさないことである（Ⅱ-2. 腰痛診療のトリアージ 1. Red flags の項参照）．しかし red flag を確認できたからといって満足のいく治療が可能とは限らない．多発性悪性転移性腫瘍などが1つの例である［図1］．その他，脳血管障害後の疼痛，脊髄損傷後の疼痛などが挙げられよう．原疾患の治療が功を奏すことなしに局所症状の改善は難しい．このようなケースは難治化する大きな要因である．

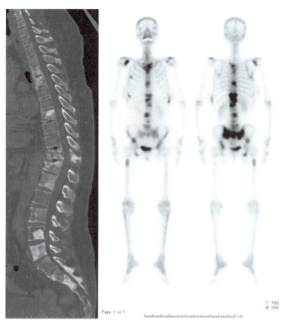

[図1] 50歳代女性, 乳がん多発転移

☑ 2. 何をしてあげられるか考えよう

KEY NOTE 2

- 原疾患の治療が難しいケースでは腰痛治療にこだわらない.

　このようなケースの場合, 腰痛治療は薬物療法, 神経ブロックなどを駆使しても効果は限定的である. 治療の主体はいかにADLを維持しQOLの充実を図ることである. ADLの低下は自己評価の低下につながる. このような状態に陥ると神経学的にも前部帯状回・島皮質, 脊髄網様体路, 脊髄中脳路, 脊髄橋扁桃体系における疼痛伝達・抑制系の感作が直接あるいは間接に情動に影響を与えることで疼痛認知が修飾され, 腰痛自体の増悪が惹起されることが明らかとなっている[1]. ADL, QOLの拡充を図るということは病院内で完結するものではなく, 退院後もしくは病院を離れた

生活環境にまで手を差し伸べる必要がある．院内でできる医療処置はすべて行ったからそれでよしとすべきではない．

☑3.「痛い」は「辛い」である

KEY NOTE 3

- 「腰が痛い」≒「腰も痛いしいろいろ辛い」．

慢性腰痛にはストレス・不安など心理・社会的要因が密接に関与する[2]．

腰痛を構成する要素は外傷，疾患あるいは変性による組織障害と症状を遷延化する心理・社会的要因である．つまり腰痛症は多因子を原因とする症候群である［図2］．これら複数の要因が絡んだ状態を患者は「腰が痛い」と訴えるのである．こうした病態を看過せず総合的に診察することが難治性腰痛を作らないポイントであろう．

非特異的腰痛を基盤とする難治性腰痛では，血液検査や画像検査などによる客観的な病態把握は困難である．ていねいな問診による家庭環境，職場環境の把握および場合によっては生育環境を把握することが治療の糸口となる[3]．そのためには心理・社会的な評価検査も有用であろう．

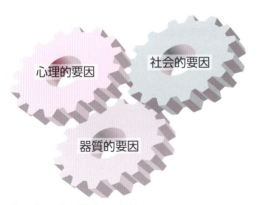

［図2］腰痛を構成する要素

治療は病院内の処置で完結するものではなく病院を離れた生活環境にまで手を差し伸べることが重要である点を強調したい.

☑ 4. 鎮痛薬にこだわらない

KEY NOTE 4

- 難治性腰痛には鎮痛薬のみでは太刀打ちできない.

慢性腰痛に対する薬剤の推奨度を表1に示した. いずれの報告でも非ステロイド性抗炎症薬を第一選択薬に挙げている. しかしNSAIDsの作用機序を考えるとプロスタグランジンが関与する炎症性疼痛以外には効果が乏しいことが予想され, 慢性腰痛に対して単剤のみで顕著な効果は期待できない. 表1に示した以外にプレガバリン, 抗てんかん薬であるガバペンチン・カルバマゼピン, バクロフェン, ワクシニアウイルス接種家兎炎症皮膚抽出液に加え, 試験的に免疫抑制薬などが難治性腰痛に対して使用される. いずれの薬剤も一定の効果が報告されているが, 実臨床ではいずれの薬剤も単剤のみで十分な効果を上げることは難しい.

愁訴としての腰痛の機序を鑑み, 適当な薬剤を組み合わせて処方することが必要である. 薬剤選択にあたってその作用機序のみならず作用点も考慮することが大切である [図3].

また, 鎮痛補助薬にはそれぞれ特異な有害作用があるため, 使用にあたっては注意が必要である [表2].

	日本	Cochrane[4,5]
NSAIDs	◎	○
アセトアミノフェン	◎	
抗不安薬	○	○
筋弛緩薬	○	○
抗うつ薬	○	
オピオイド	○	○

[表1] 慢性腰痛に使用される薬剤
◎ first choice, ○ second choice

V 腰痛診療アドバンスド

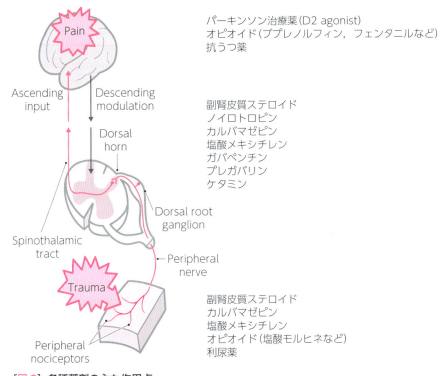

[図3] 各種薬剤の主な作用点

鎮痛補助薬	主な作用機序	主な市販薬
抗うつ薬	下降抑制系の賦活	トリプタノール サインバルタ
抗てんかん薬	GABA系賦活 Na^+ channel遮断 $Ca^{2+}\alpha2\delta$ channel賦活	アレビアチン テグレトール リボトリール デパケン
抗不整脈薬 局所麻酔薬	Na^+ channel遮断	メキシチール キシロカイン
NMDA受容体拮抗薬	NMDA受容体遮断	ケタラール
α_2 adrenalin受容体作用薬	α_2 adrenalin受容体遮断	レギチーン イミダリン
筋弛緩薬	シナプス反射抑制 筋小胞体からCa遊離抑制	リオレサール ダントリウム
骨粗鬆症薬	破骨細胞抑制 セロトニン系下降抑制系の賦活	エルシトニン フォサマック

[表2] 主な鎮痛補助薬

5. 薬物療法の意義

> **KEY NOTE 5**
>
> ・「難治性腰痛」に対して，薬剤は運動療法，ADL 拡大を図るための補助である．

　「難治性腰痛」を薬剤のみで治療することはほぼ不可能である．作用力価の強い薬剤を用いても完全な鎮痛を得ることはできない．傾眠傾向となり一日中ボーっとして横になっている状態をもたらすのが関の山である．この点において各種神経ブロックも同様である．

　薬剤処方，神経ブロックは次項に述べる運動療法，ADL 拡大を図るための補助であると考えた方がよい．運動療法，ADL 拡大の軌道に患者を乗せるためにどのような薬物処方を行うかが臨床医の腕である．

6. 運動療法の有効性

> **KEY NOTE 6**
>
> ・難治性腰痛に対し運動療法は有効な手段である．

　運動療法は他の保存的治療と比較して難治性腰痛に対し効果的であることが報告されている[6]．有酸素運動，筋力トレーニング，ストレッチなど運動療法による効果の差は明らかではない．近年，腰痛の予防，改善には体幹筋，特に腹横筋，腰方形筋，多裂筋，脊柱起立筋等のコアマッスルの強化（lumbar stabilization exercise）が重要であるとの報告が多くみられる[7]．

　運動療法の頻度に関しては，一般的に週 1〜3 回行うことが勧められる．運動療法の期間は，最低 10〜12 週の抵抗運動が必要とされる[8]．運動療法を効果的に行わせるために理学療法士などの管理下で行う方がフィー

バックのない状態で行うよりもコンプライアンス，長期成績とも優れている．

いずれにせよ，痛いなら休んでいなさいという指導は急性腰痛の一時期にのみ有効であり，「難治性腰痛」に対してはいかに適切な運動を行わせるかが要点である．また実際には運動療法の期間というものはなく，特に中高年以降の患者に対しては運動を習慣化させ，酷ではあるがそれを一生続けるのだとの指導が大切である．

✓7. 認知行動療法の有効性

KEY NOTE 7

- 難治性腰痛に対し認知行動療法は有効な手段である．

慢性腰痛患者における生活の質をSF-36で評価すると，総得点は国民標準値換算で800点満点中324.4点であり，すべての下位尺度で国民標準値を下回っていた．特に身体機能とそれに基づく身体性社会的役割に関す

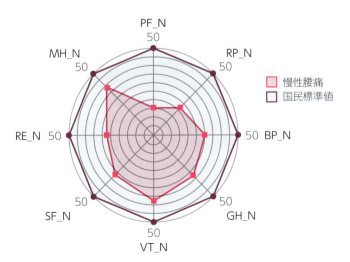

[図4] 慢性腰痛における SF-36 下位尺度と国民標準値

る点数がそれぞれ 15.5 点，22.1 点と著しく低下していた［図 4］．慢性腰痛では ADL，社会的役割機能および肉体的・精神的健康観が低下している傾向にある．すなわち「難治性腰痛」に対して「鎮痛」をターゲットに治療を進めても得られるものは少ない．

認知行動療法は症状と共存しながら充実した生活を送れるよう，認知の是正を試みるアプローチであるが腰痛治療に対する有効性が報告されている[9]．認知行動療法では痛みに対する破局か思考や痛みを回避しようとする行動様式（痛み行動）の改善が期待できる．しかし，即効性はなく，痛みそのものが消え去る治療法ではない．半年以上の粘り強い治療が必要である[10]．

認知行動療法を行うにあたり，身体機能評価，心理的評価，生活環境評価が基礎となる．このため，集学的治療に代表される複数の分野にまたがるスタッフによる診療が望ましい．しかし，認知行動療法には標準的な治療内容は定まっていないのが現実である．疼痛概念を鑑み，それぞれの施設で可能な範囲の治療を行うことがより質の高い治療となろう．腰痛学級，パンフレットやビデオを用いた患者教育など，さまざまな試みが模索されている．運動療法，いわゆるリハビリテーションも認知行動療法における重要な一環である．

認知行動療法は得てして心理的アプローチと捉えられがちであるが，この効果をもたらす機序の一部は痛みの苦しみを司る疼痛伝達の内側経路，社会的な痛みを司る脳前帯状回，島前部，背外側部などの機能を回復しうる神経機能へのアプローチであると捉えたい．

✓ 8. 慢性腰痛の治療目標

KEY NOTE 8

- 「難治性腰痛」に対する治療目的は
  ADL 拡大，QOL の達成である．

「難治性腰痛」に対する治療目的は ADL 拡大，QOL の達成であり，鎮痛はそのための手段であると考えるべきである．疼痛行動が嵩じると，患

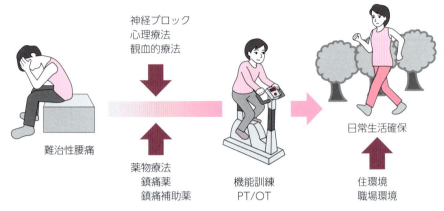

[図5] 難治性腰痛に対する包括的治療

者は廃用に陥り，身体機能が極度に低下する．ADLが縮小すると情動機能も障害されQOLの低下につながる．痛みがあっても一定の活動は可能であることを経験させself-efficacyを回復させることが重要である．達成可能な目標，ゴールを設定してあげることが有効である［図5］．

✓ 9. 身体的評価は定期的に行う

KEY NOTE 9

- 再びred flagの重要性．

「難治性腰痛」の診療には絶対的なものは存在せず，複数の手段を用いても長期の診療が必要である．この長丁場の治療期間に際して患者の身体状況が変化することは十分にあり得る．紹介状を鵜呑みにせず，自分の初期診断も定期的に見直し，red-flag徴候を見逃さないことがきわめて重要である．

📖 文献

1) Dworkin RH, O'Connor AB, Backonja M, et al. Pharmacologic management of neuropathic pain: evidence-based recommendations. Pain. 2007: 132; 237-51.
2) 菊池臣一. 腰痛概念の革命―生物学的アプローチから心理・社会的アプローチへの変換. 心身医学. 2002; 42: 105-10.
3) Anno K, Shibata M, Ninomiya T, et al. Paternal and maternal bonding style in childhood are associated with the prevalence of chronic pain in general adult population: the Hisayama study. BMC Psychiatry. 2015; 15: 181.
4) Roelofs PD, Deyo RA, Koes BW, et al. Nonsteroidal anti-inflammatory drugs for low back pain: an updated Cochrane review. Spine (Phila Pa 1976). 2008; 33: 1766-74.
5) Deshpande A, Furlan A, Mailis-Gagnon A, et al. Opioids for chronic low back pain. Cochrane Database Syst Rev. 2007; CD004959.
6) Chou R, Deyo R, Friedly J, et al. Nonpharmacologic therapies for low back pain; A systematic review for an American College of Physicians clinical practice guideline. Ann Intern Med. 2017; 166: 493-505.
7) van Middelkoop M, Rubinstein SM, Verhagen AP, et al. Exercise therapy for chronic nonspecific low-back pain. Best Pract Res Clin Rheumatol. 2010; 24: 193-204.
8) Mayer J, Mooney V, Dagenais S. Evidence-informed management of chronic low back pain with lumbar extensor strengthening exercise. Spine J. 2008; 8: 96-113.
9) Zgierska AE, Burzinski CA, Cox J, et al. Mindlulness meditation and cognitive behavioral therapy intervention reduces pain severity and sensitivity in opioid treated chronic low back pain: Pilot findings from a randomized controlled trial. Pain Med. 2016; 17: 1865-81.
10) Cherkin DC, Sherman KJ, Balderson BH, et al. Effect of mindlulness-based stress reduction vs cognitive behavioral therapy or usual care on back pain and functional limitations in adults with chronic low back pain: A randomized clinical trial. JAMA. 2016; 315: 1240-9.

〈村上孝徳〉

索引

あ行

悪循環回路	22
アセトアミノフェン	57, 59
圧痛点	38
医師	95
医療費	3
運動療法	22, 55, 64, 72, 129, 167
栄養士	94
横突間筋	12
オピオイド	57, 61
温熱療法	77

か行

外側狭部狭窄	49
外腹斜筋	12
下行性疼痛抑制系	12
下肢症状	33
化膿性脊椎・椎間板炎	139
ガバペンチン	58
加齢	126
看護師	95
カンファレンスシート	96
既往歴	27
機械受容器	9
機能評価	115
強オピオイド	62
胸最長筋	12
胸椎黄色靱帯骨化症	50
胸腰筋膜	12
棘突起インピンジメント障害	37, 157
禁煙	112
筋・筋膜性腰痛	43, 66
筋弛緩薬	57, 59
筋付着部障害	43
筋力	126
屈曲型腰痛	116
クローヌス	30
グローバル筋	12
経皮的椎弓根スクリュー	137
牽引療法	77
抗うつ薬	60
抗けいれん薬	62
高信号領域	39
後仙腸靱帯	17
抗てんかん薬	62
抗不安薬	60
国立スポーツ科学センター	148
骨間仙腸靱帯	17
骨粗鬆症性椎体骨折	141
骨盤輪不安定症候群	46
コデイン	61
固有感覚受容器	9

さ行

最小侵襲脊椎安定術	137
作業療法士	93
三環系抗うつ薬	58, 60
自己効力感	106
姿勢評価	119
指尖床間距離	40
社会歴	27
弱オピオイド	61
集学的治療	91, 96, 98
自由神経終末	9, 14
柔軟性	55
終板	16
障害神経根	30
上殿神経	29
職業性腰痛	3, 131

侵害刺激	9	椎間板	15
侵害受容器	9, 14	椎間板性腰痛	39, 66, 69, 72, 143
侵害受容性疼痛	58, 87, 90	椎間板変性	115
神経原性腰痛	74	椎弓疲労骨折	37, 38
神経根症	69	継足歩行	28
神経障害性疼痛	58, 87, 90	低侵襲手術	136
深刻な原因のない腰痛	6	転移性脊椎腫瘍	137
伸展型腰痛	121	動作評価	120, 123
心理・社会的要因	100, 125	疼痛減弱テスト	67
心理療法士	94	疼痛性障害	87
髄核	16	疼痛表現	100
ストレス	127	トップアスリート	148
スポーツ障害	4	トラマドール	58, 61
脊柱起立筋	12	トリアージ	20, 21, 32
脊椎外傷	141		
脊椎洞神経	16		

な行

線維輪	16
前仙腸靱帯	17
仙腸関節	17
仙腸関節障害	41, 66, 68, 76, 155
仙腸装具	81
装具療法	80
ソーシャルワーカー	94

内腹斜筋	12
難治性腰痛	165, 167
日常生活指導	110
認知行動療法	168

た行

は行

体幹機能評価	121
体幹伸展機能評価	116
大殿筋エクササイズ	76
多因子性疼痛	69
多裂筋	12
多裂筋エクササイズ	76
中心性狭窄	49
腸腰筋	37
鎮痛補助薬	166
鎮痛薬	165
椎間関節	10, 14
椎間関節性腰痛	37, 66, 69, 73, 115, 117
椎間孔拡大エクササイズ	75
椎間孔狭窄	49

ハムストリングス	37, 118
非ステロイド性抗炎症薬	57
非特異的腰痛	6, 66
疲労骨折	157
フェンタニル貼付剤	61
腹横筋	12, 123
腹直筋	12
腹筋機能	121
腹筋機能評価	122
物理療法	77
ブプレノルフェン貼付剤	61
プレガバリン	58

ま行

慢性腰痛	54
メカニカルストレス	114
メディカルチェック	148
モーターコントロールエクササイズ	64

物語に基づく医療（NBM）	107
モルヒネ	61
問診	26

や行

薬剤師	94
有病率	1
腰腸肋筋	12
腰椎装具	81
腰椎椎間板ヘルニア	143
腰椎分離症	54, 83, 143, 145, 153
腰痛診療ガイドライン	54, 57, 80
腰痛予防	114
腰痛予防対策指針	131
腰部脊柱管狭窄症	49

ら行

ラポール	25
理学療法	64
理学療法士	93
リスクアセスメント	132
臨床心理士	94
ローカル筋	12

A

active SLR test	42
Athens Insomnia Scale（AIS）	105

B

Babinski 徴候	29
back bridge	73
balloon kyphoplasty（BKP）	138, 141
Brief Scale Psychiatric Problem in Orthopaedic Patients（BS-POP）	104

C

cat and dog	73
Category A	20
Category B	20
Category C	21
Chaddock 徴候	29
counter-nutation	41
COX-2 選択的阻害薬	59

D

directional preference	70
discogenic pain	69
draw-in	74

E

EBM	107
empathy	25

F

fear-avoidance model	103
femoral nerve stretch test（FNST）	29
femoroacetabular impingement（FAI）	47
FFD	40

G

Gaenslen test	42, 68
gait on heels	28
gait on toes	28
General Self-Efficacy Scale（GSES）	106

H

hand-knee	73, 117
high signal intensity zone（HIZ）	34, 39, 67, 144
Hospital Anxiety and Depression Scale（HADS）	101

I

interdisciplinary approach	92

J

JISS	148
Joint-by-Joint approach	55

K

Kemp 手技	38

L

lion exercise	73
LOCOMO スタディ	1
lumbar extension exercise	72
lumbar flexion exercise	73
lumbar stabilization exercise	167

M

MISt	137, 140, 141
mobility	55
mobilization with movement (MWM)	67
motor control 不全	46
MRI	34
multidisciplinary approach	92
multi-factorial persistent pain	69
myofascial pain syndrome (MPS)	43

N

narrative-based medicine (NBM)	107
NaSSA	60
Newton test	68
non-reducible discogenic pain	70
NSAIDs	57, 58
nutation	41

O

OLDCARTS	26
one finger test	42, 67

P

Pain Catastrophizing Scale (PCS)	103
Pain Disability Assessment Scale (PDAS)	102
PAMHITS	27
Patrick test	42, 68
PPS	137

R

radiculopathy	69
reassurance	25
red flag	32, 54, 88, 162
reducible discogenic pain	70
Romberg test	28

S

self-efficacy	106
SF-36	168
Sharpey 線維	16
slider テクニック	74
SNRI	58, 60
SODA	27
SSRI	60
STIR-MRI	34, 51
straight leg raising test (SLRT)	29

T

tandem gait	28
TF-PED 法	143

V

Valleix point	29

Z

zygapophyseal joint dysfunction	69

プロフェッショナル腰痛診療	ⓒ

発　行	2018年10月25日　　1版1刷
編著者	山下 敏彦 西良 浩一 金岡 恒治
発行者	株式会社　中外医学社 代表取締役　青木　滋
	〒162-0805　東京都新宿区矢来町62 電　話　　03-3268-2701(代) 振替口座　00190-1-98814番

印刷・製本／三報社印刷（株）　　　　　　　　〈HI・HU〉
ISBN978-4-498-05480-6　　　　　　　　　Printed in Japan

JCOPY ＜(社)出版者著作権管理機構　委託出版物＞

本書の無断複写は著作権法上での例外を除き禁じられています．
複写される場合は，そのつど事前に，（社）出版者著作権管理機構
（電話 03-3513-6969，FAX 03-3513-6979，e-mail: info@jcopy.or.jp）
の許諾を得てください．